Souveräne Patienten?
Die Wiederentdeckung des Patienten im 21. Jahrhundert

Beiträge zur Sozialpolitikforschung

Band 15

Herausgegeben
von Prof. Dr. Ilona Ostner
und Prof. Dr. Wolfgang Voges

Helmert, Schumann, Jansen-Bitter (Hrsg.)

Souveräne Patienten?

Die Wiederentdeckung des Patienten im 21. Jahrhundert

MaroVerlag

August 2005

Satz: Hildegard Jansen-Bitter
Titelbild: designbüro dominiczak. bremen
Druck und Bindung: MaroDruck, Augsburg
www.marodruck.de

ISBN 3-87512-185-6
www.maroverlag.de
Reihe für Sozialpolitikforschung Band 15

Grußwort

Die Summer School wird in diesem Jahr zum neunten Mal in Folge in Delmenhorst durchgeführt. Unter dem Thema „Souveräne Patienten - kann und soll es sie wirklich geben?“ werden alle Veranstaltungen in den kommenden Tagen die neue Rolle des Patienten im 21. Jahrhundert im Spannungsfeld von Kooperation, Konkurrenz sowie Transparenz und Informationsflut hinterfragen.

Höhere Beiträge, geringere Leistungen, weniger Wahlmöglichkeiten: Diese Assoziationen entstehen heute beim Wort Gesundheitsreform - und sind nicht von der Hand zu weisen. Zugleich kommt der mündige Patient ins Spiel, der durch sein vernünftiges Verhalten das Gesundheitssystem positiv beeinflussen kann. Dient dieser souveräne Patient lediglich zur Legitimierung für die Einschnitte in der Gesundheitsversorgung? Ist es nur eine Alibiargumentation oder hat der wirklich souveräne Patient durchaus die Chance, Einfluss zu nehmen auf das Gesundheitssystem insgesamt und auch auf sein eigenes Wohlbefinden?

„Wie kompetent wollen, sollen, können wir sein?“ sind darum auch die Leitfragen der diesjährigen Summer School. Patienten und Nutzer des Gesundheitswesens werden gegenwärtig von Politik, Krankenkassen, Ärzten und Krankenhäusern als wichtigste Einflussgröße „entdeckt“. Patientenverantwortung wird groß geschrieben. Doch die Rolle des modernen Patienten im 21. Jahrhundert ist - wie eingangs schon ausgeführt - nicht einfach. Die Aussage „souveräne Patienten handeln aufgrund ihrer Fähigkeiten sicher und selbstbestimmt“ spiegelt die tatsächliche Situation der Patienten nur bedingt wider. Denn die Fähigkeiten, die Mitbestimmung von Patienten im Gesundheitswesen überhaupt möglich machen, müssen meistens erst einmal erworben werden. Hierfür sind neue Angebote zu schaffen. Patienten wollen nicht nur das Gesundheitssystem durchschauen, sondern auch die Qualität der Angebote. Hierfür bedarf es qualitativ hochwertiger Informations- und Unterstützungsangebote, die leicht verständlich und ebenso leicht zugänglich sein müssen. Die 9. Summer School of Public Health hat sich zur Aufgabe gemacht, die Hintergründe und Zusammenhänge des wiederentdeckten Patienten im 21. Jahrhundert besser zu verstehen und die Souveränität von Patienten zu stärken.

Ziel dieser Veranstaltungsreihe ist die Verbindung von gesundheitswissenschaftlicher Diskussion und anwendungsorientierter Problembearbeitung. Das Angebot wendet sich sowohl an Studenten der Humanwissenschaften als auch an Gesundheitsberufe, an Bildungseinrichtungen oder Einrichtungen der gesundheitlichen Versorgung in der Region sowie an interessierte Bürgerinnen und Bürger.

Im Juli 2001 wurde eine Kooperationsvereinbarung zwischen der Universität Bremen und der Stadt Delmenhorst unterzeichnet. Durch diese Vereinbarung wurde die bisherige erfolgreiche Arbeit honoriert und die Zusammenarbeit mit der Universität Bremen, Zentrum für Public Health, auch formal sichergestellt. Darin ist eine weitere Aufwertung der Stadt Delmenhorst als Wissenschaftsstandort zu sehen.

Die Summer School ist zu einem festen Bestandteil eines regionalen gesundheitspolitischen Diskurses mit entsprechend positiver Außenwirkung geworden, der zudem im Rahmen der Neuen Hanse Interregio die Brücke nach Groningen schlägt. Die Veranstaltungsreihe wird unterstützt durch die Berufsgenossenschaft für Gesundheit und Wohlfahrtspflege, die Landesversicherungsanstalt Oldenburg-Bremen, die AOK Niedersachsen sowie das Institut für Weiterbildung in der Kranken- und Altenpflege (IWK).

Swantje Hartmann
Bürgermeisterin der Stadt Delmenhorst

Inhaltverzeichnis

Grußwort
Swentje Hartmann 5
Einleitung
Hildegard Jansen-Bitter, Uwe Helmert, Helge Schumann 9
Patienten,Kunden Partner!
Wer blickt da noch durch?
Marie-Luise Dierks 11
Patientenkompetenz
Was müssen Patienten wissen und können?
Christoph Kranich 35
Die Ambivalenzen zwischen Patientenorientierung
und PatientInneninteressen
Ellen Kuhlmann 51
Eine kritische Reflexion zur Selbstbestimmung zum
Patientenrecht in den Niederlanden
Nicole Torka, Antonius Kerkhoff 69
Patientenorientierung – mehr als ein Schlagwort
Stand der Forschung und Visionen
Norbert Schmacke 87
Patientenschulung – eine Bestandsaufnahme
Ulrike de Vries, Franz Petermann 95
Patienten im Krankenhaus – was heißt das?
Wilfried Bolles 121
Patientenschulungsprogramme bei chronisch kranken
Kindern und deren Familien
Franz Petermann 141
Angehörigenarbeit als ein Bereich von
Patientenorientierung in der Pflege
Julia Lademann 157

Bessere Gesundheitsvorsorge zum Nutzen der Patientinnen und Patienten. Steuerung aus den Perspektiven Qualität und Ökonomie
Gerd Glaeske 169

Möglichkeiten von Bürgerbeteiligung an Entscheidungsprozessen im Gesundheitssystem
Ulla Krause, Heinz Rothgang 189

Wunsch und Wirklichkeit der Rollen von Versicherten und Patientenwahrnehmungen in der Gesundheitspolitik
Bernard Braun 211

Autorinnen und Autoren 229

Einführung

„Souveräne Patienten“ und „Patientenkompetenz“ sind aktuelle Themen des 21 Jahrhunderts. Der „souveräne Patient“ unterscheidet sich wesentlich von dem früher verwendeten Begriff „informierter, mündiger und autonomer Patient“.
Das Neue am „souveränen Patienten“ ist, dass er sich nicht nur auf die Durchsetzung der Rechte und die Respektierung des Willens von Patienten bezieht, sondern auf die Fähigkeiten und Möglichkeiten des Menschen, Prozesse der Gesunderhaltung, Erkrankung und Krankheitsbewältigung mit zu beeinflussen. Somit ist der souveräne Patient Mitproduzent von Gesundheit. Doch diese neue Patientenrolle ist nicht einfach. Sie steht im Spannungsfeld von höheren Beiträgen, geringeren Leistungen und mehr Wahlmöglichkeiten. Die Gesundheitspolitik bringt den mündigen Patienten ins Spiel, der durch sein vernünftiges Verhalten das Gesundheitssystem positiv beeinflussen kann. Dient diese Propagierung des souveränen Patienten aber vielleicht doch nur zur Legitimierung für Einschnitte in der Gesundheitsversorgung?
Die Beteiligten der 9. Summer School of Public Health in Delmenhorst zum Thema: „Souveräne Patienten ? Wie kompetent wollen, sollen, können wir sein?“ kommen zu folgendem Ergebnis: Der wirklich souveräne Patient hat die Chance, Einfluss zu nehmen auf das Gesundheitssystem insgesamt und auch auf sein eigenes Wohlbefinden. Die Idee des souveränen Patienten ist keine Randerscheinung mehr. Sie ist auf dem besten Wege, zu einer gesellschaftlichen Strömung zu werden, die das Gesundheitssystem des 21 Jahrhunderts vielleicht nachhaltiger prägen wird, als alles bisher Vergleichbare.
Welche Voraussetzungen dazu geschaffen werden müssen, welche Umdenkungsprozesse notwendig sind und auf welche Strukturen wir bereits zurückgreifen können, dies waren die Themen der 9. Summer School of Public Health. Experten aus Wissenschaft und Praxis, die als Referenten eingeladen waren, setzten bei den Fachleuten und interessierten Laien im Publikum eine lebhafte Diskussion in Gang.

Diese Publikation enthält einen Querschnitt der wichtigsten Themen der Veranstaltungsreihe.
Frau Dr. Dierks, Herr Kranich und Frau Dr. Kuhlmann nähern sich aus unterschiedlichen Perspektiven den Patienten und Patientinnen, deren Möglichkeiten, Interessen und Bedürfnissen an. Die Frage nach „Patienten, Kunden, Partner – wer blickt da noch durch" steht genauso im Fokus der Aufmerksamkeit wie der Versuch, Patentenkompetenz zu definieren.
Frau Torka und Herr Prof. Kerkhoff widmen sich der kritischen Reflektion zur Selbstbestimmung der Patienten. Sie stellen die Entwicklung der Patientenrechte in den Niederlanden dar und versuchen auf die Frage zu antworten: Wie kann man bedingte Selbstbestimmung stimulieren?
Herr Prof. Schmacke greift das Thema: „Patientenorientierung - mehr als ein Schlagwort" aus wissenschaftlicher Sicht auf. In seinem Beitrag entwickelt er Visionen für eine stärkere Patientenorientierung im Gesundheitswesen und definiert den Anspruch, dass sich alle Zukunftsentwürfe an Ergebnissen messen lassen müssen, wenn man nicht in eine Endlosschleife von Erwartungen und Enttäuschungen enden will.
Beiträge aus der Praxis im Rahmen von Patientenschulungsprogrammen, Patienten im Krankenhaus und Angehörigenarbeit in der Pflege werden von Frau Dr. de Vries, Herrn Prof. Petermann, Herrn Bolles und Frau Lademann beschrieben.
Herr Prof. Glaeske nimmt Stellung zum Thema: Patientenbeteiligung braucht neue Strukturen. Und die Frage nach Bürgerbeteiligung an Entscheidungsprozessen im Gesundheitssystem beantworten Frau Krause und Herr Prof. Dr. Rothgang.
Abschließend thematisiert Herr Dr. Braun „Wunsch und Wirklichkeit von Versicherten in der Gesundheitspolitik".
Die Bandbreite der Themenauswahl verschafft dem Leser einen aktuellen Überblick über den derzeitigen Stand der Diskussion zum Thema Patientensouveränität.

Hildegard Jansen-Bitter, Dr. Uwe Helmert, Dr. Helge Schumann

Patienten, Kunden, Partner !

Wer blickt da noch durch?

Marie-Luise Dierks

Früher war doch alles einfach: der Patient (die Patientin als Begriff war noch nicht bekannt), begab sich mehr oder weniger vertrauensvoll in die Hände des Arztes (auch hier war die weibliche Form nicht verbreitet), der, hoffentlich kompetent und zum Wohle des Erkrankten die Therapie durchführte. Das ist auf einer praktischen Ebene heute vielfach noch immer so, auch wenn sich, zumindest vom Anspruch her, neue Rollen nicht nur auf der Mikro-Ebene der Arzt-Patient-Beziehung, sondern auch auf der Meso- und Makroebene des Gesundheitswesens für Patienten, Versicherte und Bürger entwickelt haben. Die Beziehung zwischen Patienten und Ärzten wird zunehmend als gleichberechtigte Beziehung betrachtet, in der Interessensgleichheit zwischen den beiden Partnern herrscht, die darauf abzielt, das zwischen ihnen liegenden Problem – nämlich die Krankheit – zu bewältigen (1). In der Öffentlichkeit gilt diese partnerschaftliche Beziehung, so Dörner, als "... das Ideal gerade auch im Umgang mit ernsteren und längerfristigen Erkrankungen, zumal sie die besserwisserischen Gefahren der paternalistischen Haltung kritisiert und kontrolliert sowie das Selbstbestimmungsrecht des mündigen Patienten akzeptiert und geradezu voraussetzt; ..." (ebd.: 74). In einem "Markt Gesundheitswesen", in dem die Nutzer nicht nur zwischen Gesundheitsprodukten und deren Anbietern, sondern auch zwischen Krankenkassen und hier wieder unterschiedlichen Versicherungspaketen auswählen (müssen), geraten sie inzwischen in die Rolle von Kunden, im übrigen ohne die für diese Rolle unabdingbaren Informationen und Unterstützungsinstanzen in ausreichender Menge, Erreichbarkeit und Verständlichkeit zur Verfügung zu haben. Dabei ist festzuhalten, dass die skizzierten Rollen keine Entweder – Oder – Optionen darstellen, sondern sich teilweise überschneiden und teilweise auf einem Kontinuum bewegen, das wiederum abhängig ist von der Art der gesundheitlichen Beeinträchtigung, den Präferenzen der Patienten und den Rahmenbedingungen der Versorgung.

Die Nutzer als Partner im Gesundheitswesen

Die Nutzer der Gesundheitswesens, und damit alle potentiell und aktuell das Gesundheitswesen in Anspruch nehmenden Personen, sind, so der Sachverständigenrat für die konzertierte Aktion im Gesundheitswesen, informationsfähig, mitentscheidungsfähig und die wichtigste Ressource im Kampf gegen Unwissenheit, Qualitätsmängel und Verschwendung im Gesundheitswesen (2). Diese neue Rollenzuschreibung beinhaltet einerseits einen Kompetenzzuwachs und eine Anerkennung der Autonomie der Betroffenen, wird andererseits jedoch gerade immer dann besonders deutlich akzentuiert, wenn es um Eigenverantwortung im Sinne von finanzieller Eigenbeteiligung geht – "Versicherte müssen von Betroffenen zu Beteiligten werden. Nur dann ist ihnen mehr Eigenverantwortung zuzumuten" (3).
Auf einer gesellschaftspolitischen Ebene unterscheidet Hart vier Stufen der Beteiligung - Einbringen der Bürgermeinungen über Umfragen (Stufe 1), Beteiligung durch Anhörungen oder Stellungnahmen (Stufe 2), Beteiligung an Beratungen (Stufe 3) und schließlich Stimmrecht bei Entscheidungen (Stufe 4).

Partnerschaft im Gesundheitswesen – Bürgerbefragungen

Das Einbringen der Bürgermeinungen über Umfragen ist inzwischen zu einer weit verbreiteten Praxis geworden, punktuelle oder kontinuierliche Meinungsumfragen erheben (im übrigen mehr oder weniger tendenziös) Meinungen, Erfahrungen und Bedürfnisse der Bevölkerung. Am wichtigsten ist den Nutzern, wenn man sie ohne vorgegebene Antwortkategorien spontan ihre Prioritäten formulieren lässt, eine qualitativ hochwertige gesundheitliche Versorgung, mit optimalen diagnostischen und therapeutischen Verfahren, optimal ausgestatten Einrichtungen, qualitätsgesicherter Leistungserbringung, aber auch eine kostenbewusste Versorgung, z.B. durch die Vermeidung von Doppeluntersuchungen (4,5). Nach wie vor befürwortet die Bevölkerung das Solidaritätsprinzip in der gesetzlichen Krankenversicherung (6,7), allerdings steigt die Skepsis in bezug auf die Durchsetzung der oben formulierten Erwartungen. Die Situation der Patienten im Gesundheitswesen hat sich aus der Perspektive der Bevölkerung in den letzten Jahren offenbar eher verschlechtert – immerhin 68% der Bevölkerung teilen diese Ansicht (8), das Vertrauen in eine für alle Menschen gleichermaßen gute medizinische Versorgung sinkt (9), weitere Qualitätseinbußen für die nächsten Jahre werden befürchtet (10). Aus den Umfragen und ihrer Rezeption wird zweierlei deutlich: Zum einen repräsentieren die Daten die öffentliche Meinung und die Erfahrungen der Befragten zu definierten Themengebieten, teilweise gefiltert durch die Art der Fragestellung und die eingesetzten Methoden, zum anderen werden die Ergebnisse immer dann durchaus auch selektiv als Begründungshilfen herangezogen, wenn es gilt, politische Entscheidungen zu rechtfertigen (11).

Partnerschaft im Gesundheitswesen – Anhörungen, Stellungnahmen und Beteiligung an Beratungen

Aus den zitierten Bevölkerungsbefragungen wird auch deutlich, dass mehr als zwei Drittel der Nutzer fordern, Vertreter von Bürgerinteressen an der Gesundheitspolitik zu beteiligen (8), und zwar über Gruppierungen wie die Selbsthilfeeinrichtungen, Verbraucher-zentralen,

Patienten- und Versichertenorganisationen (Patienten-ADAC) (8). Inzwischen hat die amtierende Bundesregierung die Beteiligung von Patienten und ihren Vertretern an Entscheidungsprozessen in zentralen Gremien der Selbstverwaltung im Rahmen eines qualifizierten Antrags- und Beratungsrechts im Sozialgesetzbuch V festgeschrieben (§ 140f (2) SGB V)[1], zudem wurde die Position einer Patientenbeauftragten eingerichtet, die auf Bundesebene die Rechte der Patientinnen und Patienten vertreten und deren Gewicht im politischen Entscheidungsprozess erhöhen soll.

Patientenvertreter werden in den Gemeinsamen Bundesausschuss, die Arbeitsgemeinschaft für Aufgaben der Datentransparenz und in die Landesausschüsse sowie die Zulassungsausschüsse und Berufsausschüsse auf Landesebene integriert. Auch werden sie bei der Änderung, Neufassung oder Aufhebung definierter Rahmenempfehlungen, Empfehlungen und Richtlinien der Spitzenverbände der Krankenkassen, des Hilfsmittelverzeichnisses und bei der Bestimmung der Festbetragsgruppen und der Festbeträge hinzugezogen.

Sachkundige Personen erhalten also in definierten Gremien und Ausschüssen ein Mitberatungsrecht (wenn auch kein Mitbestimmungsrecht)(12). Wie sich die Beteiligung von Patientenvertretern auf die Arbeit in den Gremien, die Verfahren und Ergebnisse und schließlich auf die Wahrnehmung von Patienteninteressen insgesamt auswirkt,

---

[1] „(2) Im Gemeinsamen Bundesausschuss nach § 91 und im Beirat der Arbeitsgemeinschaft für Aufgaben der Datentransparenz nach § 303b erhalten die für die Wahrnehmung der Interessen der Patientinnen und Patienten und der Selbsthilfe chronisch kranker und behinderter Menschen auf Bundesebene maßgeblichen Organisationen ein Mitbearbeitungsrecht; die Organisationen benennen dazu sachkundige Personen. Die Zahl der sachkundigen Personen soll höchstens der Zahl der von den Spitzenverbänden der Krankenkassen entsandten Mitglieder in diesen Gremien entsprechen. Die sachkundigen Personen werden einvernehmlich von den in der Verordnung nach § 140g genannten oder nach der Verordnung anerkannten Organisationen benannt. Bei Beschlüssen des Gemeinsamen Bundesausschusses nach § 91 Abs. 4 bis 7 erhalten die Organisationen das Recht, Anträge zu stellen“.

lässt sich zur Zeit nicht abschätzen. Aus der Zusammenarbeit im Gemeinsamen Bundesausschuss berichten die Patientenvertreter, dass eine große Chance besteht, die Entscheidungsprozesse der einzelnen Ausschüsse im Sinne der Patienten zu beeinflussen (13), allerdings sind sie nach eigenen Angaben zur Zeit weder personell noch finanziell ausreichend für die Ausschussarbeit ausgestattet[2], mit daraus im Vergleich zu den anderen Akteuren resultierenden schlechteren Vorbereitungsmöglichkeiten und schlechteren Beteiligungsbedingungen (14).

Partnerschaft auf der Mikroebene - Die Nutzer im Spannungsfeld zwischen Autonomie und erwünschtem Paternalismus

Historisch gesehen ist die älteste Beziehungsdefinition zwischen Patienten und Professionellen im Gesundheitswesen, und hier vor allem zwischen Ärzten und Patienten, im 'benevolenten Paternalismus oder auch Maternalismus“ zu sehen, der durch eine ausgeprägte Asymmetrie gekennzeichnet ist. Historisch schon sehr früh, vor mehr als 100 Jahren, haben Staat und oberste Rechtsprechung den Ärzten eine zentrale Definitionsmacht in Bezug auf Krankheit, Kranksein und Krankenbehandlung zugewiesen, die bis heute Gültigkeit hat. Diagnostische und therapeutische Entscheidungen von Ärzten bilden bis heute die Voraussetzung für die Übernahme der „Krankenrolle“ und einer staatlich abgesicherten Leistungsgewährung.
Interessant ist im übrigen, dass sich die Krankenhäuser im Laufe des 19. Jahrhunderts ausschließlich zur Versorgung der unteren Stände, der Dienstboten und Handwerker herausbildeten, während Bürgertum und Oberschicht in ihren eigenen Häusern versorgt wurden. Dazu gehörte auch die in Deutschland nach 1913 sehr enge Einbindung der Ärzteverbände und Körperschaften in die schrittweise sich entwickelnden behördenähnlichen Versorgungsinstitutionen des Wohlfahrtsstaates. Ein oberster Bundesrichter schrieb dazu kürzlich, dass der zentralen

[2] Um in 24 Unterausschüssen und fünf „Beschlusskörpern“ präsent zu sein, sind zahlreiche Vertreter der Patientenorganisationen notwendig (14).

Bedeutung des Integritätsanspruchs des Patienten und seines Selbstbestimmungsrechts in der Arzt-Patienten-Beziehung die von höchster Sozialrechtssprechung bestätigte Auffassung wie eine „chinesische Mauer" gegenüber stehe, die den Kassenarzt als mit öffentlicher Gewalt beliehenen Amtswalter der Krankenkassen erscheinen lässt und den Kassenpatienten als passiven Leistungsempfänger in einem eher patriarchischen Über-Unterverordnungsverhältnis definiere (15).
Die skizzierte professionelle Dominanz und Beziehungsasymmetrie, die sich auch in der Diskrepanz zwischen dem rechtlichen Anspruch einerseits und deren Umsetzung in der Praxis andererseits ausdrückt (16), spiegelt zudem das noch immer vorzufindende und psychologisch zu erklärende Bedürfnis des subjektiv Leidenden nach einer fürsorglichen, (all)wissenden und väterlichen (oder mütterlichen) Gestalt, die als Heiler und Helfer auftritt und den Patienten dadurch entlastet, dass sie ihm wichtige und folgenschwere Entscheidungen abnimmt (1,17). Hilfreich ist in diesem Zusammenhang die Unterscheidung zwischen aufgefordertem und unaufgefordertem Paternalismus. Während ersterer in Übereinstimmung mit den Wünschen und Erwartungen des Patienten erfolgt und dabei auch den aktuellen Gesundheitszustand des Patienten, seinen aktuellen psychischen Zustand und seine Präferenzen berücksichtigt, bedeutet letzterer im Extremfall ärztliche Entscheidungen über Therapieverfahren auch gegen den Willen des Patienten (18). Festzuhalten bleibt, dass, abhängig von der individuellen Situation des Patienten, seiner Erkrankung und der aktuellen Situation die traditionelle Patientenrolle im Sinne einer paternalistisch definierten Beziehungskonstellation zwischen ihm und dem Arzt weiterhin akzeptiert und im Sinne des benevolenten Paternalismus durchaus von Patienten gewünscht wird, wenn auch neben und in Weiterentwicklung zu dieser Rolle neue Gestaltungsformen der Arzt-Patient-Interaktion vorzufinden sind.

Die Nutzer als Partner im medizinischen Behandlungsprozess

Neue Konzepte betonen die Gleichberechtigung zwischen den Professionellen und den Nutzern des Gesundheitswesens und fordern, den

Patienten als Partner zu betrachten, der gleichberechtigt mit dem Behandler Entscheidungen über Diagnostik und Therapie trifft. Diese neue Rolle der Patienten gründet sich einerseits auf Forderungen der Betroffenen nach mehr Autonomie und Mitsprache, sie scheint andererseits als eine angemessene Option vor dem Hintergrund des veränderten Krankheitsspektrums in einer Gesellschaft, in der immer weniger akute und immer mehr chronische Krankheiten das Bild bestimmen (19). Krankheit ist inzwischen für viele Menschen kein vorübergehender Akutzustand mehr, sondern ein überdauernder Lebensumstand. Das Grundproblem der Funktionsstörung und die daraus resultierenden Beeinträchtigungen im täglichen Leben der Betroffenen können durch ärztliches Bemühen nicht behoben werden. Dies verändert die Beziehung zwischen Arzt und Patient von der singulären Konsultation zu einer unter Umständen lebenslangen Begleitung, für die ein partnerschaftliches Kommunikationsmodell eine tragfähige Grundlage darstellt.

Eine partnerschaftliche Arzt-Patient-Beziehung, in der Patienten ausreichend informiert und in Entscheidungsprozesse einbezogen werden, führt nicht nur zu einer Verbesserung des Umgangs mit der Erkrankung und zu einer Steigerung der Lebensqualität der Betroffenen, sondern auch zu verbesserten gesundheitlichen Ergebnissen und schließlich Kostensenkungen (20). So zeigen einige Studien, dass bei chronischen Schmerzpatienten, bei Diabetikern, Rheumatikern und Patienten mit chronischen psychischen Problemen sowie bei Patienten, die an den Folgen einer schweren Kopfverletzungen litten, durch eine verbesserte Informations- und Entscheidungsbeteiligung auch bessere gesundheitliche Ergebnisse realisiert wurden (21).

Dass das Partnerschaftsmodell heute für die meisten Menschen, zumindest von der Intention her, das präferierte Modell ist, zeigen die Daten einer repräsentativen Bevölkerungsbefragung. Hier wurde auf der Basis der "Control Preferences Scale"(22) erfasst, wer aus Sicht der Patienten Entscheidungen bezüglich einer Behandlung treffen sollte, sofern mehr als eine Behandlungsmöglichkeit besteht (23).

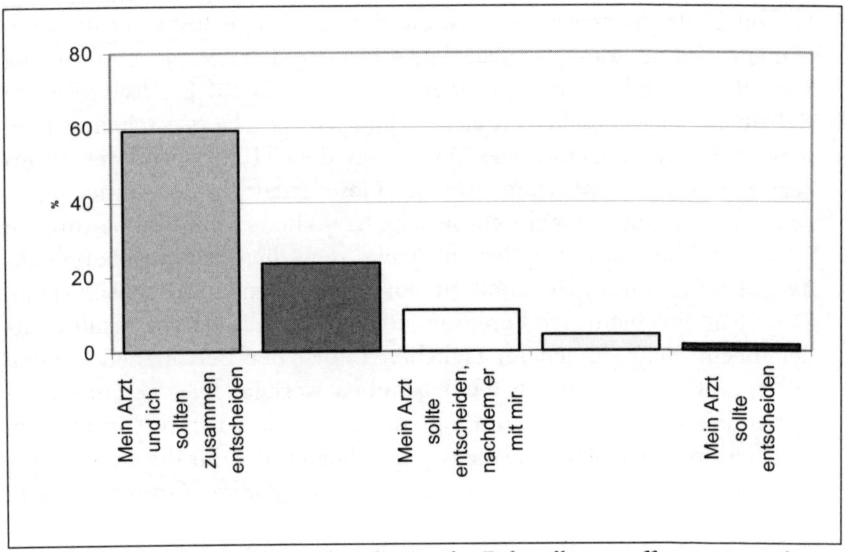

Wer sollte die Entscheidung über die Art der Behandlung treffen, wenn mehr als eine Behandlungsmöglichkeit besteht (N=1021)

Männer und Frauen unterscheiden sich bei diesen Präferenzen nicht, allerdings erweisen sich die Schulbildung (stärkeren Wunsch nach eigener oder partnerschaftlicher Entscheidung bei Personen mit hohem Schulabschluss) und das Alter (je jünger die Patienten sind, desto häufiger wollen sie selbst bzw. gemeinsam mit dem Arzt entscheiden) als Einflussfaktoren (23).
Betrachtet man diese Ergebnisse im internationalen Vergleich, zeigen sich nicht nur Unterschiede in dem Wunsch nach partnerschaftlicher Entscheidung (24), sondern auch bei der Realisierung dieser Erwartungen durch die Professionellen im Gesundheitssystem (Abb. 2).
Interessant ist, dass lediglich 44,8% der Befragten deutschen Bevölkerung immer so, wie sie es wünschten, in Entscheidungen einbezogen wurden, die Befragten in England dagegen sahen zu 71% ihre Präferenzen immer realisiert. Diese Unterschiede spiegeln vermutlich vor allem kulturelle Besonderheiten und gesellschaftliche Verhaltensmus-

ter, möglicherweise auch unterschiedliche Definitionen von Beteiligung.

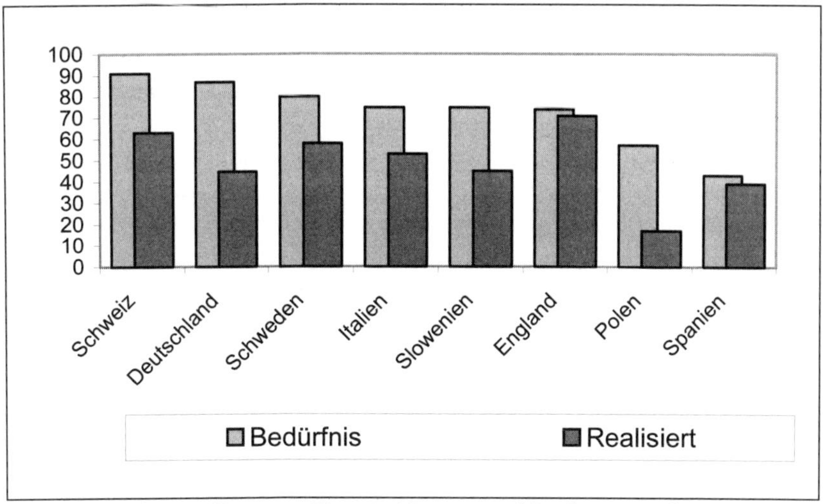

Wunsch nach Beteiligung an Entscheidungen und Realisierung dieses Wunsches im System – Patienten im europäischen Vergleich, Angaben in % (Zusammengefasste Zustimmung zu den Items der Degner-Skala: Ich sollte selbst entscheiden, ich sollte nach Rücksprache mit dem Arzt entscheiden, mein Arzt und ich sollten gemeinsam entscheiden)

In diesem Zusammenhang muss berücksichtigt werden, dass gesundheitsbezogene Entscheidungen selten rein rationale Prozesse darstellen, sondern – abhängig vom Schweregrad – überlagert bzw. begleitet werden von physischen Aspekten, z.B. Schmerzen, aber auch von emotionalen Prozessen wie Angst und Unsicherheit - Aspekten, die dazu führen, dass das Partnerschaftsmodell eine Überforderung für den Patienten darstellt.

Die Umsetzung eines partnerschaftlichen Entscheidungsmodells auf der Mikroebene setzt Bereitschaft von Patienten und Ärzten ebenso voraus wie entsprechende Rahmenbedingungen (z.B. Zeitbudget). Das führt in der Versorgungsrealität häufig dazu, dass fordernde Patienten nicht grundsätzlich erwünscht sind. Unter restriktiven ökonomischen

Rahmenbedingungen erfordern kritische Fragen von Patienten in einem effizient strukturierten Praxis- bzw. Krankenhausalltag zusätzliche zeitliche und personelle Ressourcen. Kritische Patienten können hier leicht als Störfaktor empfunden werden.
Auf der anderen Seite sehen sich Ärzte ihrer traditionellen auch autoritäts- und prestigeträchtigen - Rolle als 'Heiler' enthoben und sollen nun sozial verantwortlich und kommunikativ kompetent Patienten in zum Teil langen Krankheitsprozessen begleiten, ohne für diese Aufgabe wirklich ausgebildet zu sein.
Vor diesem Hintergrund hat das Bundesministerium für Gesundheit im Jahr 2001 einen Förderschwerpunkt "shared-decision-making" gegründet mit dem Ziel, anwendungsorientierte Forschungsprojekte zu unterstützen, die sich in unterschiedlichen Krankheitsbereichen auf eine verbesserte Einbeziehung von Patienten in den medizinischen Entscheidungsprozess konzentrieren (partizipative Entscheidungsfindung (PEF)oder englisch Shared Decision Making). Hier werden Konzepte, Instrumente und Schulungsmaterialien entwickelt, die die Idee einer partnerschaftlichen Ausgestaltung der Arzt-Patient-Beziehung in Deutschland befördern und damit, so die Hypothese, auch den gesundheitlichen Outcome der Behandlung deutlich verbessern (25,26,27).

Sind Nutzer Kunden in einem „Markt" Gesundheitswesen?

Das Leitbild für die Arzt-Patienten-Beziehung im Kundenmodell ist die 'informierte Wahl' des 'souveränen Konsumenten', der Gesundheitsleistungen auf der Basis der ihm zur Verfügung stehenden Produktinformationen nach seinen Präferenzen auswählt und darüber den Markt beeinflusst. Der Kundenstatus impliziert eine moderne Form der Patientenpartizipation theoretisch dahingehend, dass Wünsche und Bedürfnisse des Kunden zunächst erhoben werden, in eine kundenorientierte (Um)strukturierung von Behandlungs- und Pflegeprozessen einfließen und die konkrete Planung und Gestaltung der Behandlung determinieren.
Allerdings ist der Kundenbegriff auch von einer formal-analytischen Perspektive auf das Gesundheitssystem nicht linear übertragbar, da der

Nutzer nicht über alle typischen Kundenmerkmale verfügt und zudem der besondere Charakter des Gutes Gesundheit bei einer rein marktorientierten Sichtweise nicht hinreichend gewürdigt wird. So haben die Anbieter von Gütern im Gesundheitswesen in der Regel bessere Informationen als die Nachfrager, den Nutzern fehlen individuelle Vergleichsmöglichkeiten, die Qualität der Leistungen der Anbieter ist intransparent. Hinzu kommt, dass angesichts der Situation, dass der Arzt durch seinen Wissensvorsprung die wesentlichen Nachfragen nach medizinischer Leistung selbst festlegt und zugleich das Leistungsangebot bereitstellt, der Marktmechanismus aufgehoben wird (28).

Dennoch, insofern Behandlung ihren (monetären) Preis hat und Ärzte und andere Leistungserbringer darüber ihr Einkommen erwerben, war und ist der Patient im ökonomischen Sinne Kunde. Zumindest in dieser Hinsicht ist die Behandlung gesundheitlicher Beeinträchtigungen eine Dienstleistung wie jede andere, lediglich die Form der Leistungsvergütung unterscheidet sie auf den ersten Blick von einem Haarschnitt. Nun war letzteres bislang - übrigens ja nur bei krankenversicherten Patienten - Grund genug, über die Angemessenheit von Preis und Gegenleistung in der Binnensphäre der Arzt-Patient-Beziehung kein Wort zu verlieren. Der Kostenträger selbst wiederum stand außerhalb dieser Binnensphäre und beide Beteiligten hatten, wenn auch gelegentlich aus durchaus unterschiedlichen Gründen, kein besonderes Interesse, ihn in die Zweisamkeit einzubeziehen. Je mehr allerdings Finanzierungsfragen zum gesundheitspolitischen Problem wurden, umso mehr Anläufe wurden unternommen, auch die ärztliche Behandlung als übliche Dienstleistung zu charakterisieren und auszugestalten. Dazu zählen vor allem Verfahren der Kostenerstattung, ebenso die Erweiterung von Wahlmöglichkeiten für den Kranken, etwa durch das Angebot selbst finanzierter Zusatzleistungen (z.B. IGeL-Leistungen). In diesen Fällen sind die Patienten, und nicht die Krankenkassen, Vertragspartner der Leistungserbringer. Entsprechend werden Ärzte und Patienten in die Rollen von Anbietern und Kunden gebracht, nicht zuletzt von einigen Standesorganisationen, die ihre Mitglieder ermuntern, im Bereich der IGeL-Leistungen aktiv zu werden (29). Mittlerweile haben sich Verkaufskongresse etabliert, es gibt spezielle Zeitschriften für IGeL-Interessenten, die Laienwerbung wird ausgebaut und interessierte Ärzte können sich darin schulen lassen, wie sie ihre Produkte verkaufswirksam anbieten. Für die Patienten stellt diese Situation in vielen Fällen eine hohe Verunsicherung dar – die Abwägung, ob bei den Angeboten das Patienteninteresse oder ein vermutetes ökonomisches Interesse des Arztes im Vordergrund steht – beeinträchtigt das Vertrauen der Patienten zu ihren Ärzten (5). Zudem sind Patienten in vielen Fällen überfordert, wenn sie entscheiden sollen, was medizinisch sinnvoll ist. So nimmt es nicht Wunder, dass aus Kreisen des Verbraucherschutzes beispielsweise die Schutzfunktion des einheitlichen Leistungskatalogs hervorgehoben wird (30).

Die aus neoliberaler Sicht und unter dem Einfluss US-importierter Ideen praktizierte Öffnung der Krankenversicherung in Deutschland für neue Wahlmöglichkeiten (freie Wahl der Krankenkasse seit 1996, seit 2004 Kostenerstattung auch für Pflichtversicherte, unterschiedliche Bonus- und Zusatztarife) intensiviert auch im Bereich der Krankenkassen das Kundenmodell. Zu dem Markt immer neuer Gesundheitstechnologien und der hohen Vielfalt professioneller Leistungsanbieter und Versorgungsinstitutionen tritt nun noch eine Vielfalt unterschiedlicher Versicherungsmodelle hinzu. Viele Bürger, so ein Vertreter der Verbraucherzentralen, beklagen inzwischen, dass es unmöglich geworden sei, den Überblick über die verschiedenen Angebote zu behalten (30), geschweige denn eine wirklich informierte Wahl zu treffen.

Informationsvermittlung als Voraussetzung für gleichberechtigte Teilhabe

Ohne Information sind weder echte Partnerschaft noch nutzeradäquate Kundenmodelle zu realisieren. Daraus folgt, dass ohne eine nachhaltige Verbesserung der Informationsvermittlung die Intensivierung der marktwirtschaftlichen Elemente im Gesundheitswesen auf dem Rücken der Patienten ausgetragen wird. Das gilt insbesondere für Informationen darüber, welche medizinischen Angebote, aber auch welche Leistungspakete und Versicherungsmodelle für Versicherte sinnvoll sind.

Dass die Qualität von Informationen, insbesondere was die Seriosität, Zugänglichkeit und Verständlichkeit anbetrifft, mehr als verbesserungswürdig ist, haben zahlreiche Untersuchungen der letzten Jahre gezeigt (31). Vor allem besteht ein Mangel an evidenz-basierten Informationen, die für Patienten und ihre Angehörigen in verständlicher Weise zur Verfügung stehen. Erste Ansätze, beispielsweise im therapie.net (http://www.therapie.net), decken nur einen Bruchteil der interessierenden Themen ab (32). Es bleibt zu hoffen, dass aus der Arbeit des neu gegründeten Instituts für Qualität und Wirtschaftlichkeit im Gesundheitswesen hier in naher Zukunft die Lücken geschlossen werden. Andere Initiativen, wie das Aktionsforum Gesundheitsinformationssysteme (AFGIS) (http://www.afgis.de) oder das Internetangebot des Zentrums für Qualität in der Medizin (http:www.patienten-information.de), setzen bei der Weiterentwicklung der gesundheitsbezogenen Informationen auf Qualitätssiegel bzw. Bewertungen vorhandener Informationen (33), auch dies sind relevante Bemühungen zur Verbesserung der Informationsdefizite.

Instanzen der Informationsvermittlung – zum Beispiel Einrichtungen der unabhängigen Patienten- und Verbraucherberatung

Unter der Zielsetzung, die Selbstbestimmung und Selbstverantwortung der Patientinnen und Patienten zu achten, ihre Eigenkompetenz zu stärken sowie ihnen einerseits überflüssige diagnostische und therapeutische Maßnahmen zu ersparen, andererseits aber Defizite in der Versorgung zu beseitigen, wurde über § 65b SGB V die modellhafte Förderung von Einrichtungen zur Verbraucher- und Patientenberatung festgelegt (34). Die Gesetzesnovelle verpflichtet die Spitzenverbände der gesetzlichen Krankenkassen (SpiK), mit jährlich insgesamt 10 Millionen DM (bzw. 5.113.000 Euro) im Rahmen von Modellvorhaben gemeinsam und einheitlich Einrichtungen zur Verbraucher- und Patientenberatung zu fördern. Infrage kommen dabei Einrichtungen, die sich die gesundheitliche Information, Beratung und Aufklärung zum Ziel gesetzt haben, von den Spitzenverbänden der Krankenkassen als förderungswürdig anerkannt wurden und einen Nachweis über ihre Neutralität und Unabhängigkeit erbringen konnten. Seit Juli 2001 werden 31 ausgewählte Modellprojekte von den Spitzenverbänden finanziell gefördert. Mit der wissenschaftlichen Begleitforschung wurde ein Kooperationsverbund der Universität Bielefeld und der Medizinischen Hochschule Hannover beauftragt. Die geförderten Modellprojekte umfassen unterschiedliche Bereiche der Verbraucher- und Patientenberatung. In 15 Projekten werden persönliche und/ oder telefonische Beratungen zu gesundheits- und gesundheitssystembezogenen Fragen, aber auch zu rechtlichen und finanziellen Aspekten der Gesundheitsversorgung bearbeitet (Personal-kommunikative Projekte). Diese Einrichtungen lassen sich zudem dahingehend differenzieren, ob sie ein eher breites Spektrum an Informationen anbieten oder themenspezifisch einen Schwerpunkt auf Einzelfragen der Versorgung legen (zum Beispiel Krebsschmerz, Arzneimittelberatung, Hauterkrankungen, psychische Erkrankungen). Sieben Projekte informieren und/ oder beraten überwiegend über das Internet (Patientenberatung online), zwei Bedarfsanalysen erfassen den realisierten oder zukünftigen Bedarf unabhängiger Patienten- und Verbraucherberatung. Acht sogenannte Querschnittsprojekte bearbeiten schwerpunktmäßig übergreifende Themen, zum Beispiel Qualitätssicherung, Schulung von Multiplikatoren oder Patientenberatern

In einem Evaluationszeitraum von 9 Monaten im Jahr 2003 haben 24.049 Ratsuchende Informationen und Unterstützung in den unabhängigen Einrichtungen gesucht. Das Durchschnittsalter der[3] Anfragenden liegt bei 50,6 Jahren, wobei der Anteil der Personen zwischen 50 und 60 Jahren mit 23,5 % am höchsten ist. 63,7 % sind weiblich, mehr als ein Drittel nach eigenen Aussagen chronisch krank. 90,8 % sind Mitglied der GKV, 7,9 % in der PKV, 1,3 % haben keine Krankenversicherung (35). Am häufigsten wurden Beratungen zu gesundheitsbezogenen Themen (36,9%) durchgeführt (z.B. Informationen zu

[3] (http://www.g-k-v.com .

Krankheitsbildern, Diagnostik und Therapie, Arzneimitteln oder alternativen Heilverfahren), gefolgt von Beratungen über Leistungen von Krankenkassen bzw. Hilfen bei der Durchsetzung von Ansprüchen gegenüber Krankenkassen (28%). An dritter Stelle stehen Anfragen zu Adressen von Einrichtungen der Gesundheitsversorgung und der Selbsthilfe (22,7%). Über rechtliche Themen, wie zum Beispiel Vorsorgedokumente, Patientenverfügungen, Betreuungsrecht, Schwerbehindertenrecht und Patientenrechte informierten sich 17,6% der Ratsuchenden. In der Kategorie „Beschwerden und Behandlungsfehler“ wurden 13,7% der Nutzer darüber beraten, wie sie sich bei einen vermuteten Behandlungsfehler verhalten können. Der finanzielle Aspekt interessierte 9,2% der Verbraucher, besonders die Beratung zu IGEL- Leistungen und zur Gebührenordnung der Ärzte und Zahnärzte. In diesem Zusammenhang baten sie auch um Unterstützung bei der Auseinandersetzung mit aus ihrer Sicht unangemessenen, finanziellen Forderungen von Ärzten, Heilpraktikern und anderen Dienstleistern im Gesundheitswesen. Psychosoziale Unterstützung erhielten 25% der Ratsuchenden, wobei lediglich 17,6% explizit diese Hilfe nachfragten. Die Tendenz, dass die unterschiedlichen Dimensionen eines Problems oder einer Anfrage erst im Verlauf der Beratung aufscheinen und bearbeitet werden, zeigt sich auch darin, dass die Anzahl der Themen, zu denen beraten wurde, deutlich über der Anzahl der zunächst von den Ratsuchenden formulierten Beratungsanlässe liegt.

Die Berater vermitteln in einer nutzerorientierten Beratung umfassende Information und Aufklärung über gesundheits- und krankheitsbezogene Themen sowie deren finanzielle, leistungs-bezogene und rechtliche Aspekte (36). Die Ratsuchenden erhalten nach eigenen Angaben hilfreiche Auskünfte, neue Perspektiven für den Umgang mit ihrer Angelegenheit und fühlen sich durch die Beratung und Information gestärkt. Entsprechend positiv wird die Beratung durch die Nutzer bewertet.
Die ersten Ergebnisse der wissenschaftlichen Begleitforschung nach 3 Jahren Aufbauarbeit im Bereich der unabhängigen Verbraucher- und Patientenberatung zeigen, dass die Einrichtungen – abhängig vom

Standort, den Themen, der personellen Kapazität und der Öffentlichkeitsarbeit – frequentiert werden, offensichtlich greifen sie einen in der Bevölkerung mehr oder weniger latenten Beratungsbedarf auf. Die unabhängigen Patientenberatungsstellen werden als Anlaufstellen für vielfältige Fragen und Probleme genutzt. Da diese Vielfalt der bei der Initiierung der Modellprojekte intendierten Schwerpunktsetzung geschuldet ist, gibt sie zwar keinen repräsentativen, aber doch informativen Eindruck über die Problemlagen und den realisierten Beratungsbedarf. Zukünftig bedarf es einer abgestimmten Gesamtkontur der Patientenberatung in mindestens friedlicher Ko-Existenz, besser themenbezogener Kooperation zwischen unabhängiger und abhängiger Beratung (Krankenkassen, Ärztekammern etc.).

Transparenz – vor allem über die Qualität der Versorgung

Patienten, Versicherte und Bürger erwarten, dass verständliche und leicht erreichbare Informationen über die Leistungsfähigkeit der Einrichtungen des Gesundheitssystems vorgehalten und Informationen über Qualitätsdefizite öffentlich gemacht werden, entsprechende Angebote stehen allerdings bislang nur rudimentär zur Verfügung. Dabei sind Strukturinformationen noch am ehesten öffentlich zugänglich (z.B. Krankenhausführer). 58% der befragten Deutschen gaben in einer Repräsentativerhebung im Jahr 2002 an, nicht genügend Informationen zu haben, um den für sie besten Anbieter stationärer Leistungen auswählen zu können. Auch für den ambulanten Sektor werden Defizite reklamiert, allerdings hier "nur" in einer Größenordnung von 49% (37). Entsprechend erwarten die Nutzer folgende Informationen:

Strukturinformationen:

- Angaben über Ausbildung und Erfahrungshorizont der Gesundheitsprofessionen
- Informationen zur Spezialisierung der Ärzte

Prozess- und Ergebnisinformationen:

- Evidenz-basierte Informationen über Behandlungsverfahren
- Information über die Anbieter dieser Behandlungsverfahren

- Veröffentlichung der Ergebnisse von Qualitätskontrollen für gesundheitsbezogene Einrichtungen
- Veröffentlichung von Missständen und schlechten Behandlungserfahrungen
- Öffentliches Beschwerdemanagement

Außerdem fordern sie für Patienten einfach zugängliche Datenbanken und die Veröffentlichung von Qualitätsdaten in einer Weise, dass sie für Patienten leicht zu erreichen und leicht zu verstehen sind (38).

Dabei sollten die Interessenvertretungen von Patienten (Selbsthilfeverbände, Verbraucherzentralen, Beratungsstellen und ihre Verbände) in die Arbeit der Indikatorenbildung und der Aufbereitung des Materials integriert werden. Eine entsprechende Bündelung der Aktivitäten könnte eine der Aufgaben des neu gegründeten Instituts für Qualität in der Medizin sein.

Die Veröffentlichung umfassender Qualitätsdaten (Indikatoren, Qualitätsberichte, Ergebnisse von Patientenbefragungen) würde ein dringendes Bedürfnis der Patienten aufgreifen, und vermutlich das Nutzerverhalten in der Weise beeinflussen, dass die Einrichtungen, die eine bessere Qualität dokumentieren und veröffentlichen, tatsächlich auch häufiger von Patienten frequentiert werden als andere. Erfahrungen dazu liegen aus den Vereinigten Staaten vor. Demnach haben veröffentlichte Qualitätsdaten einen, wenn auch noch geringen, Einfluss auf das Nutzerverhalten, auch wenn lediglich 10% der Befragten vorhandene Daten zur Entscheidungsgrundlage nutzten, insbesondere weil sie keinen Zugang zu den Datenquellen hatten. Erwartungsgemäß sind die Qualitätsinformationen vor allem Patienten aus den höheren Sozialschichten nützlich (39). Ein deutlich sichtbarer Einfluss wird sich vermutlich erst dann nachweisen lassen, wenn die Daten leicht und auch für soziale Minderheiten einfach zugänglich sind (37).

Als Medium zur Vermittlung von Qualitätsdaten kommt natürlich zunächst das Internet infrage, dass sich zunehmend verbreitet und aufgrund der technischen Möglichkeiten schnelle Aktualisierungen zulässt. Allerdings kann eine individuelle Beratung und Interpretation der Daten nur unzureichend erfolgen. Deshalb sind weitere Instanzen erforderlich, die ein zentrales Informationsportal nutzen könnten, um dann als Multiplikatoren ganz gezielt für definierte Zielgruppen zur Verfügung zustehen. Zu den Multiplikatoren gehören neben den niedergelassenen Ärzten, denen nach wie vor eine zentrale Rolle bei der Information von Patienten zukommt (40), die Krankenkassen, aber auch unabhängige Informations- und Beratungsstellen sowie die Selbsthilfeeinrichtungen. Umfassende Beratungskompetenz der Personen in den Einrichtungen im kommunikativen Bereich ist dabei ebenso erforderlich wie die technische Kompetenz, mit Medien und Datenbanken umzugehen und die medizinisch/methodische Kompetenz, um Grenzen und problematische Aspekte bei vergleichenden Indikatorendarstellungen zu erkennen und in der Beratung anzusprechen (37).

Der Nutzer als Bewerter der Einrichtungen der gesundheitlichen Versorgung

Sind die bislang beschriebenen Rollen des Patienten im Prinzip nicht als neue Rollen, sondern lediglich als zum Teil neue Konnotationen bereits bekannter Beziehungscharakteristika zu betrachten, zeichnet sich mit der Rolle des Bewerters der Leistungen des Gesundheitswesens eine neue Aufgabe und eine neue Betrachtung des Patienten ab. Angesichts der passiven Rolle der Patienten wurden bislang Qualität und Organisation der Behandlung gewöhnlich als ureigene Domäne der Leistungserbringer angesehen. Dabei wurde übersehen, dass Patienten in doppelter Weise über eine privilegierte Sicht auf das Gesundheitswesen verfügen. Zum einen sind sie die Experten in eigener Sache, da nur sie authentisch über die Wahrnehmungen der Betroffenen und deren Folgen für die aktuelle oder weitere Behandlung berichten können. Zum anderen bilden sie, und keine mehrseitigen Verträge, das tatsächliche Bindeglied verschiedener Versorgungssektoren und können daher über die praktische Realisierungsstufe der allgemein angestrebten Verzahnung oder Integration besser urteilen als alle sonstigen Involvierten. Dies impliziert, dass hier die spezifische Kompetenz des Patienten genutzt werden kann, um jenseits der individuellen Behandlung und der Rückmeldung über diese Behandlung hinaus qualitätsrelevante Mängel im Prozess und im Ergebnis der Leistungserstellung zu

identifizieren und zu verbessern. Patienten haben in den Institutionen der gesundheitlichen Versorgung einen Einblick in den gesamten Behandlungsprozess und somit einen umfassenden Gesamteindruck, nicht zuletzt von den Schnittstellen zwischen Versorgungseinrichtungen, aber auch innerhalb der Einrichtungen. Diese Eindrücke können die Professionellen, die in der Regel nur ihren speziellen Arbeitsbereich überblicken, nicht erfassen. Unter der Perspektive, Patienten als gleichberechtigte Partner und als Bewerter des Gesundheitswesen zu betrachten, gilt es zukünftig, die subjektive Sichtweise und Erfahrung von Betroffenen nicht nur anzuerkennen, sondern als wertvolle Ressource zu begreifen und systematisch zu nutzen (41,42,43).
In allen Qualitätsmanagementverfahren - Total Quality Management (TQM), European Foundation for Quality Management (EFQM) bzw. Zertifizierungsverfahrungen (DIN EN ISO 9000) oder im KTQ-Modell (Kooperation für Transparenz und Qualität im Krankenhaus) wird deshalb unter dem Stichwort „Kundenorientierung" die Patientenperspektive als eine zentrale Dimension erfasst. Die Erfahrungen und Bewertungen der Patienten können in Form von Patientenbefragungen, aber auch durch ein gezieltes Beschwerdemanagement erfragt werden. Die Daten sollten, entsprechendes Engagement der beteiligten Einrichtungen vorausgesetzt, auch öffentlich zugänglich sein. In England können sich beispielsweise interessierte Nutzer die Patientenurteile über das Internet erschließen (http://www.doh.gov.uk/nhspatients/). Entsprechend gilt es auch für Deutschland, Konzepte zu entwickeln, die Patientenerfahrungen und –bewertungen als Qualitätsindikatoren systematisch und vergleichend erfassen und ebenfalls vergleichend öffentlich zugänglich machen (2,44).

Ausblick

Die Nutzer des Gesundheitswesens, aber auch die Professionellen, befinden sich in einer Situation, in der „alte" und „neue" Rollen nebeneinander existieren und in der die Beteiligten – mehr oder weniger enthusiastisch – neue Formen des Umgangs, neue Beteiligungen und neue Formen der Unterstützung entwickeln und erproben.

Die Nutzer verstehen sich zunehmend als Partner im Gesundheitswesen, zumal diese neue Partnerschaft und die Betonung der Orientierung an den Bedürfnissen der Patienten - richtig verstanden - implizieren muss, dass es Situationen und persönliche Präferenzen gibt, bei denen das Partnermodell zugunsten eines "benevolenten Maternalismus" aufgehoben ist (1).
Patienten, Versicherte und Bürger im Gesundheitswesen werden durch die aktuellen Entwicklungen immer mehr zu Kunden gemacht. Die Kundenrolle birgt einerseits den Charme des "Königs Kunde", der kraft seines Verhalten am Markt zum Beispiel die Qualität der Leistungen beeinflussen kann. Diese positive Konnotation verliert allerdings dadurch deutlich an Attraktivität, dass die Basis für ein entsprechendes Kundenverhalten – nämlich Information und Transparenz – längst nicht gegeben ist. Gesundheit, als ein ganz besonders, eben auch existenzielles Gut, kann und darf nicht der Idee eines freien Marktes unterworfen werden, zumal der Eindruck entsteht, dass Aspekte wie Schutz, gleiche Teilhabe und Solidarität dann immer mehr in den Hintergrund treten. Deshalb muss sehr viel kritischer reflektiert werden, ob das Heilmittel für die Entwicklung des Gesundheitswesens tatsächlich in einer Intensivierung der Marktelemente im Gesundheitswesen liegt, zumal die international vorliegenden Ergebnisse dieser Experimente bislang keine überzeugenden Lösungen präsentieren (45).

Literatur

(1) Dörner K. Der gute Arzt. Lehrbuch der ärztlichen Grundhaltung. Stuttgart, New York: Schattauer, 2003.

(2) Sachverständigenrat für die konzertierte Aktion im Gesundheitswesen. Bedarfsgerechtigkeit und Wirtschaftlichkeit. Bd. 1: Zielbildung, Prävention, Nutzerorientierung und Partizipation. Gutachten 2000/2001. Baden-Baden: Nomos Verlag, 2002.

(3) Deutscher Bundestag. Entwurf eines Gesetzes zur Modernisierung der gesetzlichen Krankenversicherung (GKV-Modernisierungsgesetz - GMG). Bundestagsdrucksache 15/1525. 8-9-2003.

(4) Dierks ML, Seidel G. Der Patient im deutschen Gesundheitswesen – Bedürfnisse, Ängste und Einstellungen zu Prävention. Unveröffentlichter Projektbericht. 2003. Medizinische Hochschule Hannover.
(5) Dierks M, Seidel G. Germany. In: Coulter A, Magee H (Hrsg). The European patient of the future. Maidenhead: Open University Press, 2003: 61-71.
(6) Dierks M, Seidel G. The Future Patient. Abschlußbericht des nationalen Teil des Projektes "The European Patient of the Future". 2001. Hannover.
(7) Schnee M, Böcken J. Gerechtigkeit in der Finanzierung des Gesundheitswesens. In: Böcken J, Braun B, Schnee M (Hrsg). Gesundheitsmonitor 2004. Die ambulante Versorgung aus Sicht von Bevölkerung und Ärzteschaft. Gütersloh: Bertelsmann Stiftung, 2004: 10-23.
(8) Wasem J, Nolting H. Der Patient vor der Wahl. Neuss: Janssen-Cilag GmbH, 2002.
(9) Streich W. Der informierte Patient - Hinweise zum praktischen Nutzen seines Wissens in der ambulanten Versorgung. Newsletter Gesundheitsmonitor. Bertelsmann-Stiftung. 2004;(1)2-5.
(10) Wintermann O. Politische Implikationen des demographischen Wandels für das Gesundheitssystem. In: Böcken J, Braun B, Schnee M (Hrsg). Gesundheitsmonitor 2004. Die ambulante Versorgung aus Sicht von Bevölkerung und Ärzteschaft. Gütersloh: Bertelsmann Stiftung, 2004: 101-121.
(11) Bundesministerium für Gesundheit. Gesundheitsmonitor bestätigt Kurs der Gesundheitsreform
http://www.bmgs.bund.de/deu/gra/aktuelles/pm/bmgs04/6040_6525.cfm. [16.12.2004]
(12) Bundesministerin für Gesundheit und Soziale Sicherung. Verordnung zur Beteiligung von Patientinnen und Patienten in der Gesetzlichen Krankenversicherung (Patientenbeteiliungsverordnung - PatBeteilungsV). Bundesgesetzblatt Jahrgang 2003; Teil 1(63):2753-2754.
(13) Möller G. Mitwirkung im gemeinsamen Bundesausschuss im Interesse von Patientinnen und Patienten. Pressegespräch der Deutschen Morbus Crohn/Colitits ulcerose Vereinigung - DCCV-e.V., Freitag, 4.6.2004, Hannover. www.dccv.de/news/pdf/dccv-befragung-040603.pdf . [4-6-2004].

(14) Rühmkorf D. Patientenvertreter: Erste Einsätze bewältigt. Deutsches Ärzteblatt 2004; April(3):156-157.
(15) Schwartz F, Dierks M. Auf dem Weg zu einer patientenorientierten Medizin? Ziele und Chancen einer patientenorientierten Versorgung in Deutschland. Vortrag Evangelische Akademie Tutzing. 13.1.2002.
(16) Hart D. Einbeziehung des Patienten in das Gesundheitssystem: Patientenrechte und Bürgerbeteiligung - Bestand und Perspektiven. In: Schwartz F, Badura B, Busse R, Leidl R, Raspe R, Siegrist J et al. (Hrsg). Das Public Health Buch. Gesundheit und Gesundheitswesen. München, Jena: Urban & Fischer, 2003:333-348.
(17) Gerteis M. What patients really Want. HMQ Third Quarter 1993;2-6.
(18) Kampits R, Buchmüller H. Das dialogische Prinzip in der Arzt-Patienten-Beziehung. Passau: Rothe Verlag, 1996.
(19) Schwartz F. Mehr Patientenorientierung durch die Gesundheitsreform 2000?! Public Health Forum 1999;(26):9-11.
(20) Seeger W. Die Stärkung der Selbstverantwortung als Gesundheitsziel. Gesundheitswesen 1999; 61(4):214-217.
(21) Teutsch C. Patient doctor communication. Med Clin North Am 2003; Sep;87(5):1115-45.
(22) Degner L, Sloan J, Venkatesh P. The Control Preferences Scale. Can J Nurs Res 1997 Fall;29(3):21-43.
(23) Dierks M, Seidel G. Surveys im Gesundheitswesen – wie ergänzen sich quantitative und qualitative Befragungsmethoden? Erfahrungen aus dem deutschen Teil der Studie "The Future Patient". In: Streich W (Hrsg). Surveys im Gesundheitswesen. St. Augustin: Asgard Verlag, 2005: (im Druck).
(24) Coulter A, Magee H. The European Patient of the Future. Maidenhead, Philadelphia: Open University Press, 2003.
(25) Loh A, Härter M. Partizipative Entscheidungsfindung (Shared Decision Making) in der stationären Versorgung. Public Health Forum 2004; 12(44):15.
(26) Loh A, Meier K, Simon D. Entwicklung und Evaluation eines Fortbildungsprogramms zur partizipativen Entscheidungsfindung für die hausärztliche Versorgung depressiver Erkrankungen. Bundesgesundheitsblatt - Gesundheitsforsch - Gesundheitsschutz 2004;(47):948-977.

(27) Shared-Decision-Making. Der Patient als Partner im medizinischen Entscheidungsprozess. Weinheim und München: Juventa Verlag, 2003.
(28) Dierks ML, Schwartz FW. Nutzer und Kontrolleure von Gesundheitsinformationen. In: Hurrelmann K, Leppin A (Hrsg). Moderne Gesundheitskommunikation - vom Aufklärungsgespräch zur E-Health. Bern: Huber, 2001:290-306.
(29) Hausärzteverband Bremen. IGEL-Leistungen und IGEL-Abrechnung. 2003. http://www.hausaerzteverband-bremen.de/ kollelen/themen/igel.htm.[10.12.2004]
(30) Etgeton S. Individuelle Gestaltungsoptionen der Verbraucher im Gesundheitswesen. In: Böcken J, Braun B, Schnee M (Hrsg). Gesundheitsmonitor 2004. Die ambulante Versorgung aus Sicht von Bevölkerung und Ärzteschaft. Gütersloh: Bertelsmann Stiftung, 2004:64-74.
(31) Lerch M, Dierks M. Gesundheitsinformation und –kommunikation als Basis für Patientensouveränität. In: Dierks ML, Bitzer E, Lerch M, Martin S, Röseler S, Schienkiewitz A et al. (Hrsg). Patientensouveränität - Der autonome Patient im Mittelpunkt. Stuttgart: Akademie für Technikfolgenabschätzung in Baden Württemberg, 2001:119-147.
(32) Reichle C, Lerch M. Mehr Kompetenz durch evidenz-basierte Information im Internet. Public Health Forum 1999;(26):18.
(33) Sänger S. Mehr Power für Patienten. ZaeFQ 2001;95:531-533.
(34) Wöllenstein H. Mehr Power für Patienten. Gesundheit und Gesellschaft 2003; 3(6):28-33.
(35) Krause H, Schmidt-Kaehler S, Keller A, Seidel G. Nutzerinteressen im Mittelpunkt der Patienten- und Verbraucherberatung. Ausgewählte Ergebnisse der Wissenschaftlichen Begleitforschung zum Modellvorhaben nach § 65 B SGB V. Pflegemagazin 2004; 5(3):4-10.
(36) Seidel G, Dierks M-L. Wegweiser Evaluation von Modellprojekten nach § 65 b SGB V: Patienten- und Verbraucherberatungsstellen haben Lotsenfunktion. Niedersächsisches Ärzteblatt 2004; 77(4):10-11.
(37) Dierks ML, Schaeffer D. Informationen über die Qualität der gesundheitlichen Versorgung - Erwartungen und Forderungen der Patienten. In: Klauber J, Robra BP, Schellschmidt H (Hrsg). Krankenhaus-Report 2004. Stuttgart; New York: Schattauer, 2004:135-150.
(38) SEKIS. Berliner Mängelliste. Mängel beseitigen - Gesundheitsziele entwickeln. Qualitätsanforderungen an gesundheitliche Versorgung aus Pa-

tientensicht. SEKIS und Berliner Selbsthilfeforum chronisch kranker und behinderter Menschen (Hrsg). Berlin: Eigenverlag. 2002.
(39) Romano PS, Zhou H. Do well-publicized risk-adjusted outcomes reports affect hospital volume? Med Care 2004; 42(4):367-377.
(40) Brunner A, Sabariego TC, Wildner M. Weiterentwicklung des Gesundheitswesens aus Bürgersicht: Ergebnisse einer repräsentativen Bevökerungsbefragung in München, Dresden, Wien und Bern. Berlin: Birkhäuser Verlag AG, 2003.
(42) Badura B, Schaeffer D, v.Troschke J. Versorgungsforschung in Deutschland - Fragestellungen und Förderbedarf. Z F Gesundheitswiss 2001; 9(4):294-312.
(43) Dierks ML. Empowerment und die Nutzer im deutschen Gesundheitswesen. Habilitationsschrift, Medizinische Hochschule Hannover, 2001.
(44) Ruprecht TH. Patienten fragen - Experten antworten. Patientenzentrierte Qualitätsbewertung von Gesundheitsdienstleistungen - Konzepte, Methoden, praktische Beispiele. Sank Augustin: Asgard-Verlag, 1998.
(45) Schwartz F. Vortragsmanuskript: Reformoptionen für ein solidarisches Gesundheitssystem. Kongress "Teilhabe hat Zukunft". Deutscher Behindertenrat. Dezember 2004
http://www.deutscher-behindertenrat.de/mime/32587D1102598569.pdf [17.12.2004].

Patientenkompetenz

Christopf Kranich

Was müssen Patienten wissen und können?

Ehemals genügte es, wenn Patienten zu ihrem Arzt emporblickten und Vertrauen hatten. Er würde es schon richten. Aber das hat sich geändert: Heute wollen vor allem die Jüngeren mündige Patienten sein, wollen mit- und selbst bestimmen, was mit ihnen geschieht. Partnerschaftliche Entscheidungsfindung ist das neue Schlagwort: Arzt und Patient handeln aus, was getan werden soll, und tragen gemeinsam die Verantwortung für die Therapie. Der Patient wird aber auch immer häufiger zum auf sich selbst gestellten Kunden, der wissen muss, was er will, und dafür dann auch bezahlt. Im Zuge zunehmender Privatisierung sowie Einschränkung von Kassenleistungen wird die Kundenrolle auch im Gesundheitswesen immer wichtiger, sei es gegenüber Ärzten, Krankenhäusern, Heilpraktikern oder Krankenkassen und -versicherungen [1]. Selbst wenn es stimmt, dass der Patient im Kern gar kein Kunde sein kann – je kränker er ist, umso weniger kann er diese Mündigkeit und Souveränität aufbringen – , wird er trotzdem immer häufiger als Kunde angesprochen und behandelt: etwa als Adressat der Werbung für pharmazeutische Produkte oder für gesundheitliche Dienstleistungen. Die Direktwerbung für verschreibungspflichtige Medikamente, die die pharmazeutische Industrie auf dem Weg über die EU durchsetzen wollte, ist bisher immerhin abgewehrt worden. Aber

beim Arzt werden dem Kassenpatienten immer häufiger so genannte individuelle Gesundheitsleistungen (IGeL) präsentiert als zusätzliche, nicht wirklich notwendige, aber angeblich sinnvolle Angebote, die er aber als mündiger Kunde privat bezahlen muss.
Noch etwas hat sich geändert. Nicht nur als Kunde muss der Patient[1] fachliche Kenntnisse aufweisen, auch auf der politischen Ebene ist er gefordert. Seit Januar 2004 ist im Sozialgesetzbuch (§ 140 fg SGB V) geregelt, dass Patienten an Entscheidungen beratend beteiligt werden, z. B. über Umfang und Qualität der Leistungen von Krankenkassen im Gemeinsamen Bundesausschuss. Das stellt die Patienten als Einzelne sowie auch als Gruppe vor eine noch größere Herausforderung, denn hier geht es nicht nur um den Umgang mit der eigenen Krankheit und Therapie, sondern um die Gestaltung des Gesundheitswesens, ja um Politik.
Da erhebt sich die Frage: Was muss der Patient eigentlich wissen und können, wenn er all diese neuen Anforderungen kompetent, selbstbewusst und mündig erfüllen will? Braucht er dafür ein Patientendiplom? Brauchen wir eine Patientenakademie?

Was ist Patientenkompetenz?

Die Definition erscheint einfach: Patientenkompetenz ist die Kompetenz, die ein Patient braucht, wenn er Patient ist. Allerdings ist das für jeden etwas anderes: Ein Patient hat Diabetes, der andere Rheuma; der eine wird durch seine Krankheit völlig aus der Bahn geworfen, der nächste integriert diese relativ problemlos in sein Leben; der eine wird bestens behandelt, der andere nur unzureichend oder falsch. Ein großer Teil der notwendigen Patientenkompetenz ist also sehr individuell, d. h. abhängig von konkreten Lebensumständen. Jedoch sind viele Anteile durchaus allen oder zumindest vielen Patienten gemeinsam – etwa das Gefühl, einem undurchschaubaren Gesundheitssystem gegenübergestellt, ausgesetzt oder ausgeliefert zu sein.
Patientenkompetenz besteht aus Wissen und Können. Wissen allein reicht nicht, aber es ist für die meisten Fähigkeiten, neben dem Üben, eine notwendige Vorstufe. Wissen schafft Überblick, Selbstbewusst-

sein, Sicherheit (manchmal natürlich – vor allem unmittelbar bei seiner Aneignung – auch das Gegenteil, d. h. Unsicherheit, jedoch meist nur vorübergehend). Wissen ist aber noch nicht Können. Um sich dieses anzueignen, sind entweder Üben und Trainieren oder aber einschneidende Erlebnisse sowie deren Einordnung und Verarbeitung erforderlich. Patienten erleben häufig unvorbereitet große Verunsicherungen – durch einen schrecklichen Verdacht, eine überraschende Diagnose oder eine unvorhergesehene Erkrankung – und stehen vor der Aufgabe, ihr Bewusstsein der Realität nachträglich anzupassen, das leibliche Geschehen geistig wieder einzuholen. Dies führt häufig zu einer existenziellen Konfrontation mit sich selbst, die manchmal nur mit professioneller Hilfe, etwa in einer Psychotherapie bewältigt werden kann.
In diesem Beitrag soll es aber mehr um die Anteile der Patientenkompetenz gehen, die für alle oder viele gelten und die dem systematischen Lernen zugänglich sind, die aber trotzdem bisher wenig gesundheitspolitische Aufmerksamkeit gefunden haben.

Die 4 Stufen der Patientenkompetenz

Zunächst möchte ich die notwendige Patientenkompetenz nach 4 Stufen differenzieren, die ganz unterschiedliche, aufeinander aufbauende Anforderungen stellen. Jede Stufe setzt, jedenfalls idealtypisch, die vorangehende voraus. Der Schwerpunkt liegt dabei auf der zweiten und vierten Stufe, denn hier sind die Anforderungen an den Patienten noch relativ neu und höchst aktuell, während die erste und dritte Stufe bereits gewohnter und erprobter sind.

Erste Stufe: Selbstkompetenz

Auf der ersten Stufe geht es um die Bewältigung einer Krankheit, den Umgang mit sich selbst. Was ist das für eine Krankheit? Wie entsteht sie? Wie kann ich sie begreifen? Wie wird sie behandelt? Das sind zunächst Fragen nach medizinischem Wissen; aber auch Fragen nach dem Umgang mit diesem Wissen, nach dessen Suche und vor allem nach seiner Bewertung. Wie finde ich gesichertes Wissen über meine Krankheit: im Internet? In den goldenen Blättern? In laienverständlicher Fachliteratur? Oder muss ich lernen, wissenschaftliche Studien zu lesen? Woran erkenne ich seriöse Informationen? Welchen Ratschlägen kann ich bedenkenlos folgen? Hier geht es dann auch um den Umgang mit der verbleibenden Unsicherheit. Und das gilt erst recht bei schwer deutbaren Symptomen, unklaren Verdachtsdiagnosen oder unvorhersehbaren Verläufen, wie sie gerade in der diagnostischen Phase in vielen Krankengeschichten vorkommen.

Zur Selbstkompetenz zählt neben der Aneignung des medizinischen Wissens über eine Krankheit auch der Umgang mit diesem Wissen

Zum Bereich der Selbstkompetenz zählt auch der Umgang mit den Folgen der Krankheit für mein Leben. Bin ich bereit, die Einschränkungen durch eine chronische Krankheit zu akzeptieren,
z. B. wenn ich meinen Beruf nicht mehr ausüben kann? Gelingt es mir, die Krankheit nicht nur als Feind abzuwehren, sondern mich produktiv mit ihr auseinander zu setzen und sie vielleicht sogar anzunehmen (coping), sie unter Umständen sogar als Chance zu begreifen, das Leben in neue Bahnen zu lenken, neue Perspektiven für das Eigentliche im Leben zu finden („Krankheit als Weg")? Führt sie mich schließlich zu einem neuen Gefühl für mich, für mein Leben und, darin eingebettet, meine Krankheit(en)? Dies sind sehr persönliche Fragen, die erfahrungsgemäß nicht jeder Kranke zulässt und die folglich häufig unbearbeitet bleiben.

Der Wissensaspekt der Selbstkompetenz ist noch relativ leicht durch Lernprogramme abzudecken. Der zweite Bereich, die Fähigkeiten und der Umgang mit der Krankheit, ist viel persönlicher, viel abhängiger von der biografischen Situation und Vorgeschichte. Hier wird es eher um Anregungen zur individuellen Auseinandersetzung gehen müssen und um immer neue Stimuli, diese Auseinandersetzung weiterzuführen.

Zweite Stufe: Beziehungskompetenz

Auf der zweiten Stufe geht es um die Beziehung zum Arzt. Natürlich auch zu allen anderen therapeutisch Tätigen, aber der Arzt ist für den Patienten sicher die größte Herausforderung, denn zu ihm ist der Abstand bezüglich Wissen und Selbstbewusstsein in der Regel am größten. Bei ihm ist es am schwierigsten, ein mündiger Patient zu sein.

Je größer die bereits erworbene Selbstkompetenz, desto eher wird eine fruchtbare Arzt-Patient-Beziehung gelingen. Das moderne Ideal ist hier das sog. shared decision making, die partnerschaftliche Entscheidungsfindung: Sie tritt an die Stelle der alten paternalistischen Forderung des Arztes nach compliance, verstanden als bloße Folgsamkeit [2, 3]. Der Patient als Partner – das erfordert auf beiden Seiten die Bemühung um eine Ebene der Gleichheit, trotz aller Unterschiede. Natürlich ist der Arzt der Experte für medizinisches Wissen und Können. Aber der Patient ist Experte für sein Leben, sein Schicksal, seine Werte und Entscheidungen. Beide sind Experten auf unterschiedlicher Ebene. Juristisch ist der Patient sogar mächtiger: Ohne seine Einwilligung ist jede medizinische Behandlung eine strafbare Körperverletzung. Praktisch ist er jedoch meist auf den Arzt – und, hier wirklich wichtig zu erwähnen, alle anderen Gesundheitsarbeiter – als Ratgeber, Begleiter und Helfer angewiesen.

Auf dieser Stufe braucht der Patient nicht nur Wissen über seine Krankheit und die möglichen Therapien. Zusätzlich sollte er einschätzen können, wie medizinisches Wissen zustande kommt, wie Wissenschaft funktioniert. Wenn der Arzt ihm von den Ergebnissen einer neuen Therapiestudie berichtet, muss er vielleicht auf dieser Kompetenzstufe noch nicht unbedingt selbst die Validität der Ergebnisse nachprüfen können, er sollte jedoch wissen, dass z. B. auch statistische Aussagen kritisch überprüft und betrachtet werden müssen und seinem Arzt entsprechende Fragen stellen können.

Es stellt sich die Frage, wie der Patient etwas über die Qualität der Versorgung erfahren kann, wenn er selbst eher Objekt des Gesundheitssystems ist

Auch über das Gesundheitssystem sollte der Patient etwas wissen. Denn der Arzt ist einer von dessen wichtigsten Vertretern. Er ist eingebunden in die Ärztekammer, die Kassenärztliche Vereinigung und oft in eine oder mehrere medizinische Fachgesellschaften. Möglicherweise ist er durch Pharmaunternehmen als Sponsoren einer Fortbildung oder durch von ihnen empfohlene Therapiemaßnahmen beeinflusst. Wenn der Arzt dem Patienten die Weiterbehandlung durch einen Kollegen oder in einem bestimmten Krankenhaus empfiehlt, möchte er z. B. wissen, warum sich gerade diese Institution um beson-

ders gute Qualität verdient gemacht hat. In diesem Zusammenhang stellt sich die Frage, wie der Patient etwas über Qualität erfahren kann, wenn er selbst nicht Mitglied, sondern eher Objekt des Gesundheitssystems ist, und wie er innerhalb einer für ihn so mächtigen und undurchschaubaren Institution, wie z. B. der eines Großkrankenhauses, trotzdem als selbst bestimmtes Subjekt auftreten und handeln kann [4].
Schließlich braucht der Patient Kenntnis über seine Rechte. Er muss wissen, dass er schon mit dem Gang zum Arzt und dem Präsentieren seiner Beschwerden einen Behandlungsvertrag abschließt. Auch muss der Arzt ihn so gut aufklären, dass er alles versteht (wenn er es will), weil ohne seine Einwilligung eine Behandlung gar nicht erlaubt ist. Leider ist gelegentlich auch Wissen über den Umgang mit einem Verdacht auf Behandlungsfehler nötig: Welche Wege gibt es hier? Wer hilft ihm? Wie findet der Patient eine Beratungsstelle, einen guten Rechtsanwalt, einen Gutachter? [5]
Auch auf dieser Stufe ist nicht nur Wissen gefordert, sondern zahlreiche Fähigkeiten. Das Selbstbewusstsein wurde schon genannt. Eine besondere Kompetenz ist es auch, die partnerschaftliche Entscheidungsfindung gemeinsam mit dem Arzt als Prozess zu durchlaufen, der möglicherweise durch mehrere Schleifen führt. Denn im Gegensatz zur eher linear verlaufenden Arzt-Patient-Beziehung im traditionellen paternalistischen Modell (und, nebenbei, auch im ebenfalls modernen Modell des bloßen informed consent) wird für das shared decision making meist ein spiraliger Verlauf beschrieben: Der Patient geht ein- oder mehrmals zurück in sein eigenes Umfeld und überprüft das mit dem Arzt Besprochene zusammen mit seiner Familie, den Freunden, einer Selbsthilfegruppe oder einer Beratungsstelle seines Vertrauens. Denn er ist der Experte für sein Leben, nicht der Arzt. Erst wenn er sich über den Nutzen einer vorgeschlagenen Behandlung sicher ist, willigt er ein. Dies geht natürlich nur bei planbaren und nichteiligen Therapieformen.

Dritte Stufe: Sozialkompetenz

Wenn der Patient in einer Selbsthilfegruppe auf andere Personen trifft, die die gleiche oder eine ähnliche Krankheit haben, benötigt er weitere

Kompetenzen. Zur Gruppenfähigkeit gehört, dass er sich zurücknehmen und auch andere gelten lassen kann, dass er zuhören kann, dass er seine eigenen Erfahrungen in Beziehung zu denen anderer setzen kann; und schließlich auch, dass er damit umgehen lernt, dass ihm ein Gruppenmitglied trotz gleicher Krankheit völlig fremd ist. Die Selbsthilfegruppe ist in der Regel eine Ein-Punkt-Initiative: Nur die Krankheit ist das Verbindende. Im Hinblick auf andere Aspekte können sich ihre Mitglieder völlig voneinander unterscheiden: in politischen und religiösen Überzeugungen, in der Herkunft, in der Hautfarbe, in den Gewohnheiten usw.

Die Selbsthilfegruppe ist in der Regel eine Ein-Punkt-Initiative: Nur die Krankheit ist das Verbindende

Deutlich gesagt: Wer beispielsweise Vorurteile gegenüber ausländischen Mitbürgern hat, kann in der Selbsthilfegruppe erfahren, dass Menschen aus anderen Kulturkreisen durchaus sehr anders sein können, dass sie vielleicht auch mit Krankheit anders umgehen, es kann aber über die gemeinsame Krankheit Interesse und Verständnis wachsen und die anfänglich sehr pauschale Unsicherheit gegenüber anderen Kulturen ein Korrektiv erfahren. Hier geschieht das Lernen also auch auf Feldern außerhalb des Gesundheitswesens.

Vierte Stufe: Demokratiekompetenz

Auf der vierten Stufe kommen nun die höchsten Anforderungen hinzu, geht es doch um das gesellschaftliche und politische Leben und seine Mechanismen. Hier muss der Patient über sich hinauswachsen, denn er ist nun Stellvertreter aller Patienten. Auch wenn er vielleicht im konkreten Fall nur eine bestimmte Patientengruppe repräsentieren muss (beispielsweise die Diabetiker oder die Rheumatiker), ist er als Teil der Patientenvertretung in wichtigen Gremien stets im Blickpunkt des öffentlichen Interesses.

Auf dieser Ebene muss der Patient über ein fundiertes aktives Systemwissen verfügen. Er muss das Gesundheitssystem in seinen Funktionen kennen, ja mehr noch: Er muss es verantwortlich und aktiv beeinflussen können. Obwohl Patientenvertreter nur beratend und nur an einigen Gremien beteiligt sind, ist damit doch ein fast revolutionär zu nennen-

der Systemwechsel eingeleitet: Die Beteiligung wird (und das ist vermutlich auch der Grund für ihre Einführung) die Akzeptanz der getroffenen Entscheidungen in der Bevölkerung erhöhen, zumindest wird sie auch als Argument verwendet, um diese Akzeptanz zu fördern. Also muss unbedingt die größtmögliche Kompetenz der beteiligten Patienten eingefordert werden. Andernfalls wäre die Beteiligung ein Missbrauch der Patienten für die Ziele anderer.
Um in Gremien mit den Vertretern von Ärzten, Krankenhäusern, Krankenkassen und vielen weiteren Institutionen reden, Anträge stellen und meinungsbildend diskutieren zu können, benötigt der Patient neben dem oben genannten Wissen um das Gesundheitswesen ein hohes Maß an rhetorischen Fähigkeiten. Er sollte nicht nur die Besonderheiten der Sprach- und Ausdrucksformen auf dieser Ebene kennen, sondern auch über ausreichende rhetorische Fähigkeiten verfügen, um seine Stellungnahmen wirksam einbringen zu können.
Auf dieser Stufe ist im Vergleich zu den vorangehenden eine noch höhere Wissenschafts- und Methodenkompetenz zu fordern. Denn die Entscheidungen – beispielsweise eines Gemeinsamen Bundesausschusses – sollen ja evidenzbasiert sein, das heißt den neuesten Stand der Wissenschaft und Forschung abbilden. Wenn der Patient davon nichts versteht, kann er allem nur blind zustimmen, womit er aber seinen Auftrag völlig verfehlen würde. Der Patient muss nicht nur wissen, was evidenzbasierte Medizin ist und wie sie arbeitet, er muss auch noch die diesbezügliche wissenschaftliche Diskussion verfolgen können – etwa wenn es darum geht, wie evident eine Wissenschaft, die nur Studienergebnisse auswertet, überhaupt sein kann, wenn gar nicht alle Studien, die durchgeführt wurden, auch veröffentlicht sind, also die einfließende Wissensbasis schon selektiert ist.

Auf der Stufe der Demokratiekompetenz ist von den Patientenvertretern eine hohe Wissenschafts- und Methodenkompetenz gefordert

Noch etwas ist dringend erforderlich, ich nenne es Mandatkompetenz. Der Patient muss auf dieser vierten Stufe nicht primär seine eigene Meinung vertreten, sondern die der Patientenschaft. Neben der schon auf der dritten Stufe geforderten Fähigkeit, die eigene Betroffenheit zu relativieren und in einen Kosmos verschiedener Krankheitserfahrungen einzubetten, ist auch hier die Abstimmung von Positionen nötig. Gelegentlich muss der Patient vielleicht sogar in einem Gremium eine Meinung vertreten, die seiner persönlichen ganz und gar nicht entspricht.

Von der Idee zum Konzept zum Curriculum zum Programm

Wer ein Modell vorstellt und Forderungen erhebt, wird immer auch mit der Frage der Umsetzbarkeit konfrontiert. Daher soll hier noch skizziert werden, wie die Inhalte zu Lehr- und Lernplänen in Bildungseinrichtungen weiterentwickelt werden könnten. Drei Fragen seien vorangestellt. Erstens: Wen interessiert Patientenkompetenz eigentlich? Zweitens: Welche der hier zusammengetragenen Elemente von Patientenkompetenz können überhaupt systematisch geschult, also in Lehr- und Lernveranstaltungen erworben werden? Und drittens: Welche Institutionen bieten heute entsprechende Schulungen an?

Die Zielgruppen für Patientenkompetenz

Selbstkompetenz.

Wir wissen nicht, wie viele Menschen die Selbstkompetenz (Stufe 1) in ihrem Leben benötigen werden: Glücklicherweise ist das Patientsein für viele ein reversibler Zustand. Der Umgang mit einer Krankheit wird meist erst zum Lernanreiz, wenn die Krankheit schwer oder dauerhaft, also chronisch ist. Das Wissenschaftliche Institut der Ortskrankenkassen definiert über 40% aller Patienten als chronisch krank, da sie in mindestens 3 Quartalen Medikamente derselben Arzneimittelgruppe verordnet bekommen. Bei den über 65-Jährigen sind es sogar 70% [6].

Beziehungskompetenz.

Im Hinblick auf die zweite Stufe kann man davon ausgehen, dass die Mehrzahl der Menschen irgendwann einmal zum Arzt gehen muss, also ein Minimum an Beziehungskompetenz zumindest sehr hilfreich wäre.

Sozialkompetenz.
Von der dritten Stufe, der Sozialkompetenz, sind zwar wieder weniger, aber immer noch viele Personen berührt: Ungefähr 3 bis 4 Millionen Menschen sind in Deutschland in Selbsthilfegruppen zusammengeschlossen [7].

Demokratiekompetenz.
Erst auf der vierten Stufe finden sich nur noch um die 1.000 Patienten und Patientenvertreter, die in bundes- und landesweiten Gremien des Gesundheitswesens über Demokratiekompetenz verfügen müssen.
Natürlich werden nicht alle Personen, die über Patientenkompetenz verfügen sollten, diese auch erwerben wollen. Doch ist die Bereitschaft zum Lernen von vielen Faktoren abhängig, und da ist das persönliche Betroffensein durch eine Krankheit, Lebenskrise oder ähnliche einschneidende Erlebnisse gewiss einer der am stärksten wirksamen.
Das Angebot zum Erwerb von Patientenkompetenzen sollte sich aber nicht nur an die direkt Betroffenen wenden, sondern auch Eingang in die Bildung aller, z. B. in die Schulen finden. Dieses Wissen ist für jeden von Bedeutung und dies nicht erst dann, wenn er krank wird: Die Privaten Krankenversicherungen wissen z. B. genau, wie unvorbereitet Schulabgänger gegenüber ihren Angeboten sind – was dazu führen kann, dass diese eine zu frühe und unüberlegte Entscheidung später bitter bereuen, aber meist nicht mehr korrigieren können. Dieser sozialen Naivität könnte durch Vermittlung der grundlegenden Elemente von Patientenkompetenz entgegengewirkt werden.

Ist Patientenkompetenz lehr- und lernbar?
Die Wissensbestandteile der Patientenkompetenz sind lehr- und lernbar, z. B. die Kenntnis über das Gesundheitssystem oder über den Umgang mit den Ergebnissen wissenschaftlicher Studien. Für die notwendigen Fähigkeiten gilt dies nur teilweise; so sind etwa Selbstbewusstsein oder Gruppenfähigkeit stark auf entsprechende Persönlichkeitsmerkmale als Grundlage angewiesen. Für einen dritten Bereich lassen sich durch systematische Bildungsprogramme allenfalls Anregungen geben: Die Integration einer Krankheit in die individuelle Biografie und das

genannte persönliche Wachstum muss jeder Kranke letztlich allein leisten. Gewiss ist hier aber Unterstützung hilfreich, etwa durch andere Kranke in der Selbsthilfegruppe, durch gedankliche Anregungen in einem Kurs, in vielen Fällen auch durch psychotherapeutische Hilfe (die Bereiche, die nur begrenzt lehr- und lernbar sind. Aber auch wenn nur ein Teil der Elemente oder Bestandteile von Patientenkompetenz der systematischen Schulung zugänglich ist, so können doch alle Bereiche in Kursen, Seminargruppen oder anderen Formen von Schulungsveranstaltungen wenigstens angesprochen und Anregungen vermittelt werden. Eine Prüfung des Lernerfolgs am Ende eines Kurses dürfte jedoch nur bei den Wissensbestandteilen sinnvoll sein.

Was wird schon wo angeboten?

Einige Elemente der umfangreichen Liste notwendiger Patientenkompetenzen sind bereits Bestandteil von Bildungsprogrammen. So bieten etwa spezialisierte Kliniken oft krankheitsbezogene Patientenschulungen an. Auch Krankenkassen trainieren chronisch Kranke, z. B. im Rahmen der Disease-Management-Programme. Solche Schulungen beziehen sich jedoch in der Regel nur auf das krankheits-bezogene Wissen, meist sogar nur auf die häufigsten Krankheitsbilder bzw. allenfalls noch auf Themenfelder, die gerade in der öffentlichen Diskussion sind. Wir haben in Hamburg über die Volkshochschule einen Kurs „Patientenkompetenz“ angeboten.[2] Hier ging es nicht um eine bestimmte Krankheit, sondern um die Kompetenzen der ersten und zweiten Stufe, um den Umgang mit Krankheit (bei sich selbst oder bei anderen) und um die Beziehung zum Arzt. Es nahmen sowohl Patienten teil als auch andere Interessierte, die jedoch in ihrer Biographie erwartungsgemäß mehr mit Krankheit konfrontiert waren als der Durchschnittsbürger.

2 Beteiligt waren Mitarbeiter der Universität Hamburg (Fachwissenschaft Gesundheit), der Verbraucherzentrale, der Patienteninitiative „Breast Health – Bewusst leben mit Brustkrebs“ und der Patienteninitiative Inkanet

3 Siehe http/www.patienteninformation.de

Auch viele Selbsthilfeorganisationen bieten für ihre Mitglieder Fortbildung an, meist jedoch ebenfalls krankheitsbezogen. Anders sind jedoch die Angebote der Selbsthilfekontaktstellen: Sie richten sich an Mitglieder aller Selbsthilfegruppen, unabhängig von der jeweiligen Krankheit, und vermitteln Gesichtspunkte zur Arbeit in und mit der Gruppe, also zur Sozialkompetenz.
Ein sehr viel weiter gehendes und zugleich spezielleres Angebot findet sich an der Universität Hamburg. im Rahmen der §-65b-Programme, die die Krankenkassen seit der Gesundheitsreform 2000 finanziell unterstützen, lernen Patientenvertreter in einem einwöchigen Kurs den Umgang mit wissenschaftlichen Studien, um die Fallstricke scheinbar wissenschaftlicher Aussagen erkennen zu können: Beispielsweise dass die Aussage „Die Sterblichkeit wird durch dieses Medikament um 50% gesenkt“ auch heißen kann: Von Ì0.000 Kranken sterben mit dem Medikament nicht mehr zwei Patienten, sondern nur einer. Dieser Erfolg bei einem wird vielleicht damit erkauft, dass 9998 andere erheblichen Nebenwirkungen ausgesetzt werden.[3]

Bisherige Fortbildungsangebote befassen sich kaum mit den beiden wichtigsten Stufen der Patientenkompetenz: der Beziehungs- und der Demokratiekompetenz

Sicher wurde hier nur ein kleiner Teil der bereits erprobten Kurse und Programme erwähnt. Aber auch wenn alle benannt würden: Noch sind sie nicht mehr als Tropfen auf heiße Steine, wenn man den hier dargestellten Bedarf betrachtet. Zudem betreffen sie meist kaum oder sogar überhaupt nicht die beiden besonders wichtigen Stufen der Patientenkompetenz: die Beziehungskompetenz, die eine partnerschaftliche Arzt-Patient- Kommunikation erst ermöglicht, und die Demokratiekompetenz, die Voraussetzung für eine Mitwirkung in gesundheitspolitischen Gremien ist. Auch dort, wo diese beiden Stufen bereits erprobt oder im Regelbetrieb praktiziert werden, gibt es bisher keine systematischen Patientenschulungen. Die partnerschaftliche Entscheidungsfindung von Arzt und Patient wird seit 3 Jahren, ebenfalls in Folge der Gesundheitsreform 2000, von 10 Projekten an deutschen Universitäten erforscht und entwickelt.[4]

4 Siehe http://www.patient-als-partner.de.

Dort wurden bereits Ärzte geschult und zu diesem Zweck sogar „instruierte Patienten“ ausgebildet, die wie Schauspieler bei der Schulung eingesetzt werden. Die Patienten wurden jedoch fast überall vernachlässigt – obwohl die Einbeziehung von Patientengruppen zu den Bewilligungsvoraussetzungen der Projekte gehörte.

Ähnlich sieht es mit der Patientenbeteiligung, etwa an den Entscheidungen des Gemeinsamen Bundesausschusses aus: In einigen seiner Unterausschüsse gab es zwar Kurzschulungen, um die neuen Mitglieder auf den gemeinsamen Stand zu bringen.

Eigentlich wäre aber eine weit darüber hinausgehende Vorbereitung erforderlich. Dies gilt insbesondere für die Patientenvertreter aus Selbsthilfegruppen oder -organisationen, die sich nicht täglich mit dem Gesundheitswesen und seinen Strukturen beschäftigen.

Plädoyer für eine Patientenakademie

Schon vor 14 Jahren hat der Sachverständigenrat des Gesundheitswesens den „benevolenten Paternalismus“ der Ärzte für obsolet erklärt und als zeitgemäße Forderung das neue Paradigma einer partnerschaftlichen Arzt-Patient-Beziehung dagegen gestellt [8]. Wenige Jahre später sprach die Konferenz der europäischen Gesundheitsminister vom einem „dreiseitigen Sozialpakt zwischen Patienten, Leistungserbringern und Kostenträgern“ und davon, dass alle 3 die gleichen Möglichkeiten erhalten sollen, die öffentliche Meinung mitzuprägen [9]. Wir sind nun endlich so weit, die Umsetzung dieser Forderungen zu erleben und damit die ersten Schritte zu tun.

Patientenbildung muss zur Normalität werden

Wenn es stimmt, dass Patienten so selten mündige Kunden sein können, jedenfalls wenn sie ernstlich krank sind – also: je mehr Patient, desto unmündiger -, dann muss viel dafür getan werden, dieser krankheitsimmanenten Tendenz entgegenzuwirken.

Hier sind vereinzelte Kurse an Volkshochschulen zu einzelnen krankheitsbezogenen Themen nicht ausreichend. Etwas Größeres ist nötig: Patientenbildung muss zur Normalität werden. So wie die Behandlung einer Krankheit nach Standards und Leitlinien der Medizin erfolgt, so muss es auch Standards und Leitlinien für die Patientenbil-

dung geben – und zwar nicht nur auf Krankheiten bezogen, sondern gerade auch auf den höheren Stufen der Patientenkompetenz.
Die Bundesregierung hat mit ihren Gesundheitsreformen 2000 und 2004 die Anstöße dafür gegeben und den Weg dafür frei gemacht, dass das neue Paradigma der Patientenautonomie sowohl im Arzt-Patient-Kontakt als auch auf der demokratischen Ebene umgesetzt werden kann. Aber noch sind die dafür notwendigen Voraussetzungen nicht geschaffen.

Die Ergebnisse der Projekte zur partnerschaftlichen Entscheidungsfindung werden nach Ende der Förderung sicher in Fach
kreisen publiziert, fraglich ist jedoch, ob sie effektiv fortgesetzt werden können oder gar als Vorbilder für das neue Paradigma weite Verbreitung und Nachahmung finden werden (wie gesagt, sie müssten dann nur noch die Patientenschulung in ihr Programm aufnehmen). Ähnliches gilt für die Patientenbeteiligung: Sie wird zwar überall umgesetzt, aber erstens unter erheblichen persönlichen Opfern, zweitens ohne ausreichende Kompetenzentwicklung und drittens ohne eine kritische Auswertung und Evaluation.
Abhilfe könnte durch eine Patientenakademie geschaffen werden. Es müsste sich bei ihr nicht um einen festen Ort, nicht um eine Universität handeln, sondern eher um ein Netzwerk, das sich über ganz Deutschland spannt. Hier sollten erstens die bisher schon bestehenden Angebote der Patientenbildung aufgegriffen und zweitens viele neue Angebote hinzugefügt werden. Drittens wäre die Qualität abzusichern, d. h., es wären Standards und Leitlinien für die Patientenbildung auf allen 4 Stufen zu formulieren sowie deren Anwendung zu evaluieren. Als Ergebnis wären – zumindest für die vierte Stufe, die Beteiligung an Entscheidungsgremien – qualifizierte, zertifizierte oder diplomierte Patienten zu erwarten, die nachweislich über die Kernkompetenzen dieser Stufe verfügen.
Diese Vorschläge erscheinen zunächst sehr formal, sehr utopisch und überaus anspruchsvoll. Aber ist es uns wirklich ernst mit dem Ernstnehmen der Patienten? Wenn ja, sollten wir sie ebenso schulen und bilden wie wir das ganz selbstverständlich auch auf anderen Feldern

tun. Zum Autofahren braucht man einen Führerschein, der eine intensive, praktische und theoretische Schulung voraussetzt – warum nicht auch zum Patientsein? Ist das nicht sehr viel komplexer und schwieriger? Schulung ist nicht nur sinnvoll, damit andere nicht gefährdet werden, wie z. B. beim Autofahren. Sie ist mindestens ebenso sinnvoll, um selbst mit einer Aufgabe klarzukommen, sei es mit der Bewältigung einer Wegstrecke oder aber einer Krankheit.

Literatur

1. Kranich C (2001) Der Patient im Spannungsfeld zwischen Gesundheit und Kosten. In: Michaelis W (Hrsg) Der Preis der Gesundheit. Ecomed, Landsberg/Lech
2. Scheibler F (2004) Shared Decision-Making. Von der Compliance zur partnerschaftlichen Entscheidungsfindung. Hans Huber, Bern
3. Scheibler F, Pfaff H (2003) Shared Decision-Making. Der Patient als Partner im medizinischen Entscheidungsprozess. Juventa, Weinheim München
4. Kranich C, Vitt KD (2003) Das Gesundheitswesen am Patienten orientieren. Qualitätstransparenz und Beschwerdemanagement als Gradmesser für ein patientenfreundliches Gesundheitssystem. 8 europäische Länder im Vergleich. Mabuse, Frankfurt am Main
5. Verbraucherzentralen: Patientenratgeber. Hamburg 2002
6. Wissenschaftliches Institut der Ortskrankenkassen (WiO): Krankenhaus-Report 1999 Zusammenfassung: http://www.wido.de/Krankenhaus/ Krankenhausreport/Report1999/zusa99.html
7. Quelle: NAKOS, Nationale Kontakt- und Informationsstelle zur Anregung und Unterstützung von Selbsthilfegruppen, Berlin
8. Sachverständigenrat für die Konzertierte Aktion im Gesundheitswesen (1992) Ausbau in Deutschland und Aufbruch nach Europa. Jahresgutachten 1992. Nomos, Baden-Baden
9. Fünfte Konferenz der europäischen Minister für Gesundheit, Warschau 7. bis 8.11.1996: Soziale Herausforderungen an die Gesundheit: Gerechtigkeit und Patientenrechte im Kontext von Gesundheitsreformen. Abschlusstext

Was wollen PatientInnen wissen?

Die Ambivalenzen zwischen „Patientenorientierung" und PatientenInneninteressen

Ellen Kuhlmann

„Patientenorientierung" und „Patientensouveränität" sind zentrale Stichworte aus dem Kanon der Gesundheitsreformen. Die Verbesserung der Mitsprache- und Beteiligungsmöglichkeiten von PatientInnen – aber auch die „Eigenverantwortung" für die Gesundheit – werden als wesentliche Bedingungen betrachtet, um die Qualität und Effizienz der Gesundheitsversorgung zu verbessern (SVR 2003). Die verbesserte Information und Schulung der PatientInnen gelten als Schlüssel, um diese Ziele zu erreichen. Damit wird eine schon in den 1970er Jahren aktuelle These wieder aufgegriffen: PatientInnen sollen zu Koproduzenten von Gesundheit werden (Gardner/Riessman 1979). Sie werden zu *stakeholdern* im Arrangement der gesundheits-politischen Akteure und sollen wichtige Funktionen der Regulierung und Kontrolle des Versorgungssystems übernehmen. Dabei geht es primär darum, PatientInnen zu „schulen" für diese neue Rolle. „Patientenorientierung" wird so zu einer topdown implementierten Strategie der Restrukturierung des Versorgungssystems. Dennoch bieten die Reformprozesse durchaus neue Chancen für eine verbesserte Beteiligung, aber auch neue Verpflichtungen und Problemfelder. In diesem Beitrag wird die Perspektive der PatientInnen ins Zentrum gerückt. Es wird gefragt, was PatientInnen wissen *wollen* und welche Formen der Kommunikation sie sich wünschen. Welche Kritik haben sie an der Praxis der Informationsvermittlung und welche Vorschläge zur Verbesserung? Und wie reagieren Ärztinnen und Ärzte auf die neuen Anforderungen der Patientenorientierung? Methodische Basis sind sieben Fokusgruppen-Diskussionen mit Patientinnen und Patienten in Selbsthilfegruppen und Teilergebnisse aus einer repräsentativen Befragung von ÄrztInnen in der ambulanten Versorgung.[4] Ziel ist es, die Interessen und Bedürfnisse von PatientInnen zu ermitteln und Chancen der Gesundheitsreformen für verbesserte Beteiligung ebenso wie neue Problemfelder sichtbar zu machen.

1. Neue Ziele in der Gesundheitsversorgung: Beteiligungschancen durch Information und Transparenz?

Mit dem Gesundheitsmodernisierungsgesetz (GMG) 2004 werden verstärkt Konzepte eingeführt, die vor allem in den angloamerikanischen Ländern als New Public Management diskutiert werden (vgl. Exworthy/Halford 1999). Die Ziele sind, umfassende Informationen zu liefern, Transparenz der Versorgungsleistungen herzustellen und die Kontrolle vor allem der Ärzteschaft zu verbessern. Evidenzbasierung wird zur Zauberformel: Evidenz-basierte Medizin gilt zunehmend als der Goldstandard, um die Qualität der Gesundheitsversorgung zu verbessern und die Leistungen transparent zu machen (vgl. Selbmann 2002; Timmermans/Berg 2003). Von der evidenzbasierten

4 Die hier vorgestellten Teilergebnisse sind Teil eines Forschungsprojektes zur Modernisierung der Gesundheitsversorgung. Sie basieren auf einer Fragebogenstudie mit ÄrztInnen in der ambulanten Versorgung (n=3500; unterstützt durch die KV Westfalen Lippe, KV und Ärztekammer Nordrhein); Fokusgruppe mit ÄrztInnen in einem Netzwerk sowie ExpertInneninterviews; darüber hinaus wurden sieben Fokusgruppen mit Mitgliedern in Selbsthilfegruppen für chronische Erkrankungen (koronare Herzerkrankungen, Diabetes mellitus und Brustkrebs) durchgeführt. Die Daten wurden im Kernzeitraum Frühjahr 2003 bis März 2004 erhoben; Projekt Universität Bremen/HWP, ZF 27/820/1 (www.zes.uni-bremen.de/~kuhlmann).

Medizin sollen wir zu evidenzbasierten Informationen und hierdurch zu einer evidenzbasierten Gesundheitspolitik kommen (vgl. Rothgang et al. 2004; Rutter et al. 2004). Die zentralen Steuerungsinstrumente sind klinische Leitlinien und Versorgungsstandards sowie Qualitätsindikatoren, Audits, Evaluationen, Qualitätsberichte. Kurz: eine Fülle von neuen systematisierten Informationen einer „wissenschaftlich-bürokratischen Medizin“ (Harrison 1998) soll eine rationale Bewertung des Versorgungssystems ermöglichen und Vertrauen der PatientInnen in die Versorgungsleistungen sichern (Kuhlmann 2005).

Damit hängt die zweite Strategie zusammen, die da lautet: “Patientenorientierung” oder ökonomisch gesprochen “Kundenorientierung”. Das heißt, die NutzerInnen von Gesundheitsleistungen sollen als Marktsubjekte eine regulierende Funktion im Gesundheitswesen einnehmen. Diese neuen Regulierungsformen beinhalten zwei Annahmen und Versprechen: Sie sollen erstens die Kontrolle der Ärzteschaft verbessern und die Sicherheit und Qualität medizinischer Leistungen erhöhen. Zweitens sollen die Beteiligungschancen von PatientInnen verbessert und selbstbestimmte, eigenverantwortliche Entscheidungen ermöglicht werden. Diese Annahmen sind die wesentliche Grundlage für die Reformprozesse in der Gesundheitsversorgung, die gegenwärtig in Deutschland sowie in allen westlichen Gesundheitssystemen zu beobachten sind (vgl. Allsop et al. 2002; Blanc/Burau 2004).

Das Konzept „Patientenorientierung“ steht im Zusammenhang mit einer den gesamten Dienstleistungssektor betreffenden neuen Strategie der „Kundenorientierung“. Diese Strategie wurde im Kontext US-amerikanischer und angelsächsischer Wohlfahrtsstaatstraditionen entwickelt. Sie trifft im Bereich sozialer Dienstleistungen in Deutschland auf eine „Tradition korporatistischer Verhandlungssysteme“ und ein durch Vernetzung gekennzeichnetes „Arrangement der Wohlfahrtsproduktion“ (Kaufmann 2003: 306; vgl. Rosenbrock/Gerlinger 2004). In dieses Arrangement treten nun „die Kunden“ als Ko-Produzenten, Verbraucher, Klienten, Patienten, Nutzer und Bürger ein. Die Begriffe bringen unterschiedliche Beziehungsmodelle zwischen Leistungsanbietern und NutzerInnen zum Ausdruck (vgl. Bauer 2001), gemeinsam ist ihnen jedoch die Verpflichtung auf Marktlogiken und Nutzenmaximierung:

„The enterprising customer-consumer is imagined as an empowered human being – the moral centre of the enterprising universe. Within the discourse of enterprise customers/consumers are constituted as autonomous, self-regulating and self-actualizing individual actors, seeking to maximize the worth of their experience to themselves through personalized acts of choice in a world of goods and services" (DuGay/Salaman 1992: 623).

Damit bin ich bei dem ersten ganz wesentlichen Fragezeichen: Welche Belege gibt es für diese Thesen? Bisher sind die Ergebnisse nicht überzeugend. Die „Evidenz" dieser Strategien ist weder theoretisch so einfach zu begründen noch ist sie empirisch abgesichert. Die Faszination der symbolischen Verknüpfung von Qualität, Effizienz und Partizipation der PatientInnen ist jedoch durch fehlende empirische Nachweise kaum zu erschüttern. Übersehen werden dabei regelmäßig die normativen Voraussetzungen und die kulturellen Kontexte. Die zentrale Bedingung des Leitbildes ‚Kundenorientierung', aus dem sich auch die Patientenorientierung ableitet, ist die Anerkennung von Marktgesetzen von allen Akteuren: „As the 'language of the market' becomes the only valid vocabulary of moral and social calculation, ‚civic culture' gradually becomes ‚consumer culture', with citizens reconceptualized as enterprising ‚sovereign consumers'" (DuGay/Salaman 1992: 622).

Dennoch: Die neuen Regulierungsformen weisen zwar Probleme auf und erfüllen die Versprechen aus Politik und Management nicht so bedingungslos, aber sie bieten ebenso auch Chancen. Ich komme damit zur nächsten Frage: Welche Partizipationschancen bieten sich tatsächlich durch diese neuen Steuerungsformen im Sinne sowohl von Kontrolle der Angebote als auch von Entscheidungsmöglichkeiten der NutzerInnen?

2. Beteiligungschancen von PatientInnen

Die internationalen Untersuchungen stellen übereinstimmend erhebliche Diskrepanzen zwischen den Partizipationsversprechen neuer Leitbilder und den realen Einfluss- und Entscheidungsmöglichkeiten der NutzerInnen von gesundheitlichen Versorgungsleistungen fest (vgl. Beresford 2003; Bissell et al. 2004; Boote et al. 2002; Litva et al. 2002; Scheibler et al. 2003). Ein zentraler Kritikpunkt sind die in der Patientenorientierung eingelagerten Asymmetrien, die Machtkonstellationen zwischen Anbietern und NutzerInnen (vgl. Sullivan 2003) und ebenso zwischen den verschiedenen Gruppen von Anbietern (vgl. Kelner et al. 2003) unsichtbar machen. Zwar nehmen die Versuche zu, die NutzerInnen als Regulierungspotenzial zu erfassen, doch lässt sich die Nutzerperspektive als Rationalisierungsressource ebenso wie für eine verbesserte Partizipation einsetzen (vgl. Bissell et al. 2004). Als weiteres Problem zeigen sich die Dominanzansprüche der Professionellen, speziell der Ärzteschaft, gegenüber den Interessen der NutzerInnen, die sich negativ auf die Beteiligungschancen auswirken können (vgl. Saks 1995). Speziell in Deutschland kommen ein „blind ökonomisierter Wohlfahrtspaternalismus“ (Hansen 2003: 393) und eine Arztzentrierung der Versorgung hinzu, die auch viele PatientInnen internalisiert haben. Auf Seiten der Professionellen kann die Nutzerorientierung einerseits blockiert, aber ebenso als Handlungsoption aufgegriffen und für die Stärkung der professionellen Marktmacht genutzt werden.

Auf der Ebene der Einflussmöglichkeiten auf politische Prozesse und Entscheidungen bleiben PatientInnen und BürgerInnen marginal. Seit kurzem zeichnen sich hier erstmals auch in Deutschland Veränderungen ab. So hat die Bundesregierung seit Kurzem eine Patientenbeauftragte auf Bundesebene berufen, und mit dem GMG 2004 erhalten Patientenvertretungen in einigen Entscheidungsgremien zumindest beratenden Status. Schauen wir auf die Mikroebene – die Arzt-Patient-Beziehungen – dann ist das Verhältnis zwischen dem Leitbild „Patientenorientung“ und der Realität ebenfalls widersprüchlich. Eine Analyse der vorliegenden internationalen Studien zur Beteiligung von PatientInnen in klinischen Entscheidungen, also in der unmittelbaren Arzt-Patient-Beziehung, zeigt, dass zwar die Informationen zunehmen, aber eine wirklich "gemeinsame Entscheidungsfindung" eher nicht gegeben ist (Scheibler et al. 2003).

Die „informierte Entscheidungsfindung" zwischen Arzt/Ärztin und PatientIn gehört zwar seit etwa den 1990er Jahren zum ethischen Standard der Ärzteschaft in Deutschland, doch bestehen zum einen hinreichend Möglichkeiten, diese Norm zu unterlaufen. Zum anderen führt die Verpflichtung der Ärzteschaft zum „informed consent" nicht automatisch zu Verschiebungen in der Machtstruktur zwischen Professionellen – insbesondere der Ärzteschaft – und den NutzerInnen. Darüber hinaus zeigte sich in empirischen Studien in verschiedenen stationären Einrichtungen schon Ende der 1990er Jahre, dass der zunehmende ökonomische Druck auf die Ärzteschaft zu neuen moralischen Konflikten führt. Infolge dessen werden PatientInnen häufig nicht vollständig über die finanziellen Gründe für eine therapeutische Entscheidung und die verfügbaren Optionen aufgeklärt, um Konflikte zu vermeiden (Kuhlmann 1998; 1999). *Welche* PatientInnen *wie* informiert werden, bleibt weitgehend in der Hand der Ärzteschaft. Für Großbritannien kommen Gabe und Calnan ebenfalls zu dem Schluss, dass „informed choice does not appear to be a real option" (2000: 269). Sie halten dieses Modell für „an insufficient basis on which to empower service users because they are not involved in decision-making" (2000: 269).

Schauen wir uns nun aktuelle empirische Ergebnisse aus Deutschland an zu den Einstellungen in der Ärzteschaft zur Information der PatientInnen. Grundlage ist eine schriftliche Befragung von 3.500 Ärztinnen und Ärzten in der ambulanten Versorgung in den KV Bezirken Vereinigungen Westfalen-Lippe und Nordrhein sowie eine Fokusgruppe mit ÄrztInnen in einem Netzwerk und Experteninterviews. Hervorzuheben ist zunächst, dass die Mehrheit der Ärzteschaft eine Notwendigkeit sieht, Informationen zu verbessern. So haben 63 Prozent der Befragten die Patienteninformation verbessert und weitere 24 Prozent planen dieses. Allerdings wird die Stärkung von Patientenrechten als Strategie zur Verbesserung der Versorgungsqualität als nachrangig eingeschätzt. Nur 31 Prozent sehen darin ein "wichtiges" Instrument. Ärztinnen erzielen hier höhere Werte als Ärzte.

Weitere Problemfelder zeigen sich in dem qualitativem Material: Selbst wenn die Patienteninformation als wichtiger Aspekt der Versorgung eingeschätzt wird, konzentrieren sich die Strategien zur Verbesserung auf formale Verfahren. Das sind beispielsweise mehr und verbesserte Informationsblätter oder sogenannte "Patientenbücher", die vollständige Informationen erhalten und den PatientInnen auch ausgehändigt werden können. Fazit ist: ÄrztInnen tragen zur Pluralisierung der Informationen und zum verbesserten Zugang der PatientInnen bei. Doch jenseits der Quantifizierung von Informationen finden sich kaum Hinweise auf veränderte Beteiligungschancen von Patienten.

Neu ist lediglich, dass nunmehr *mehr* Informationen aus *verschiedenen Quellen* vorliegen. Das Problem ist jedoch weiterhin, dass die Information wesentlich als Transfer von ÄrztInnen – und anderen Gesundheitsberufen – zu PatientInnen oder BürgerInnen erfolgt, aber nicht als ein komplexer Austausch in beiden Richtungen (vgl. Lee/Garvin 2003). Information bleibt so eine *Einbahnstraße*, deren Zugang von ÄrztInnen kontrolliert wird. Die Fragen können in diesem Muster der Informationsvermittlung beispielsweise nicht lauten, was die Leitlinien und Standards aus einem individuellen Fall lernen können.

3. Anforderungen von PatientInnen an die „Patientenorientierung“

Welche Anforderungen stellen PatientInnen an eine "Patientenorientierung" im Gesundheitssystem? Welche Informationen wünschen sie von welchen Akteuren im Versorgungssystem? Hierzu liegen bisher kaum empirische Daten vor. Mehr noch: Diese Fragen werden auch nur selten gestellt. Nachfolgend möchte ich empirische Ergebnisse vorstellen. Methodische Basis sind sieben Fokusgruppen-Diskussionen mit Mitgliedern in Selbsthilfegruppen für chronische

Erkrankungen. Ausgewählt wurden drei Versorgungsfelder, deren Verbesserung gegenwärtig das Ziel der Disease Management-Programme ist: Das sind koronare Herzkrankheiten, Diabetes mellitus Typ II (ergänzt um eine Fokusgruppe Typ I) und Brustkrebs. Es handelt sich also bei dieser Gruppe um diejenigen PatientInnen, die den gesundheitspolitisch proklamierten Einzug der *Expertenpatienten* und *Konsumentenbürger* in das Gesundheitssystem anführen. Sie können also als die Mustermänner und -Frauen der Gesundheitspolitik betrachtet werden, die aktiv Verantwortung für ihre Gesundheit übernehmen.

Die Daten bestätigen zunächst, dass PatientInnen die Verbesserung von Informationen begrüßen und auch einfordern. Dennoch sind sie nicht grundsätzlich unzufrieden mit der Information der Ärzteschaft. Sie nehmen die Rolle der Expertenpatienten an, wie die folgende Aussage aus einer Fokusgruppe zeigt:

"Und in gleichem Atemzug muss man natürlich auch Möglichkeiten der Information schaffen. Ich kann nicht die Leute zu Eigenverantwortung auffordern und darüber, über sich selber nachzudenken, aber gleichzeitig alle Informationsstellen, die es jemals gab zumachen oder erst gar nicht aufbauen. [...] Und da sehe ich momentan einen großen Widerspruch. Also das kann nicht sein, dass man auf der einen Seite Eigenverantwortung fordert, und die Leute sollen sich über alles schlau machen. Und auf der anderen Seite haben die Leute gar keine realistische Möglichkeit, sich schlau zu machen" (FG 1, KHK).

PatientInnen lesen Bücher, kontaktieren Freunde und Verwandte, suchen im Internet und informieren sich bei Beratungsstellen über Behandlungsoptionen. Weitere Strategien sind, Fragen vor dem Arztbesuch zu notieren oder eine vertraute Person zum Gespräch mitzunehmen. Letzteres wird allerdings den Berichten zufolge eher skeptisch von den behandelnden ÄrztInnen aufgenommen. Interessant ist, dass diese Suche nach Informationen nicht unbedingt Misstrauen gegenüber ÄrztInnen ausdrückt, sondern vielmehr als *Ergänzung* zu deren Informationen verstanden wird. Gefordert werden Informationsmöglichkeiten außerhalb der Arzt-Patient-Beziehung:

"Dass man auch mal fragen kann, ohne dass man seinen eigenen Arzt damit beleidigt, sagen wir mal so. Dass man ihn nicht nennen muss. Dass man also seine Frage jemandem stellen kann, ohne seinen Arzt offen zu legen. Einfach seine Zweifel offen tut. Das

fände ich eine super Idee. Und das würde manch einem vielleicht auch das Vertrauen in seinen eigenen Arzt auch wieder etwas stärken" (FG 1, KHK).

Die Ärzteschaft spielt demzufolge weiterhin eine zentrale Rolle in der Informationsvermittlung. Sie genießt vor allem das höchste Vertrauen, wie in einer Fokusgruppe zum Ausdruck kommt. Gefordert wurden hier bessere Kenntnisse der Ärzteschaft zu Ernährung: "[...] dass sie davon etwas verstünden, [...] auch wenn wir heute Diätassistentinnen haben und die alles, über alles Bescheid wissen. Und Ökotrophologen, und was nicht alles für einen Kram" (FG 1, KHK). Schon die Sprache verrät hier die mangelnde Wertschätzung der Information und Beratung durch andere Berufsgruppen, deren Kompetenz der PatientInnen offensichtlich nicht in gleicher Weise wie diejenige der Ärzteschaft vertrauenswürdig erscheint (vgl. Braun et al. 2003). Hieran zeigt sich, dass PatientInnen die im deutschen Gesundheitssystem dominante Arztzentrierung verinnerlicht haben und daran auch aktiv mitarbeiten.

Zusammenfassend ist festzustellen, dass PatientInnen Informationen aus unterschiedlichen Quellen wünschen, auch unabhängig von der individuellen Arzt-Patient-Beziehung. Sie sehen die Pluralisierung von Informationsquellen als eine Strategie, um in einer unüber-sichtlichen Versorgungslandschaft eigenverantwortlich und selbst-bestimmt zu entscheiden, und das notwendigerweise begrenzte Wissen eines einzelnen Arztes oder einer Ärztin zu ergänzen. Soweit stimmen die Ziele der Gesundheitspolitik und die Interessen von PatientInnen noch überein. Fragen wir aber nach der Einschätzungen zu den gesundheitspolitischen Strategien, sind die Diskrepanzen offensichtlich. So werden zwar transparente Daten, Indikatoren, Qualitätsberichte und ähnliches begrüßt, aber die Fragen nach Standards und Leitlinien lösen in allen Fokusgruppen erhebliche Unsicherheiten, Zweifel und Ängste aus:

"Was passiert dann, wenn wir uns in das Programm einschreiben?
Was passiert dann mit unseren Daten? Und haben wir dann unser Standardprogramm und kriegen dann nur noch drei Teststreifen [Diabets] pro Tag? Da habe ich also Bedenken, das sind tatsächlich meine Bedenken, [...] da wird dann nur noch eine Norm vorgegeben, [..] das fände ich schlimm. [...] den Krankenkassen geht es doch nur darum, Geld für einen Patienten in dem Programm zu kriegen" (FG 7, Diabetes).

In diesem Zitat wird deutlich, dass PatientInnen die Standardisierung und die Verringerung von Varianzen in der Behandlungspraxis als Instrumente der Regulierung wahrnehmen, auf die sie keinen Einfluss haben und die prinzipiell auch *gegen* ihre Interessen und Bedürfnisse eingesetzt werden können.

4. Informationen ist nicht gleich Information: PatientInnen wollen andere als biomedizinische Informationen

Die Arztzentrierung ist nur eine Seite der Medaille. Gleichzeitig zeigen sich Forderungen nach umfassenden Informationen, einschließlich alternativer Therapien. PatientInnen wollen also nicht unbedingt mehr, sondern andere Informationen. Das nachfolgende Zitat aus einer Fokusgruppe mit an Brustkrebs erkrankten Frauen legt die Grenzen biomedizinischer Informationen offen und weist auf Bedürfnisse von Patientinnen hin, die nicht zufriedenstellend berücksichtigt werden:

"Und ich muss sagen, dass mir jeder bereitwillig alles erzählt hat, auch mit Nachfragen. Auch wenn ich was nicht verstanden hatte, dann haben sie sich die Zeit genommen und auch die Geduld und haben mir das gesagt. Nur das eine, was mich erschüttert hat: Wenn man das [Chemotherapie und Bestrahlung] nicht will, wenn man sich nicht voll Gift pumpen lassen will, [..]. dann ist man so alleine gelassen, weil kein andere Stelle auch Informationen gibt. Die Krankenkasse habe ich gefragt: Könnt ihr mir Vorschläge machen, was bezahlt ihr an alternativen Therapien? Die haben überhaupt nicht verstanden, was ich wollte. [..]. Was mich noch mehr erschüttert, man ist kein Mensch mehr. Man ist ein Tumor, der jetzt behandelt werden muss. Und dann kriegt man Chemotherapie und Bestrahlung und Arzneimittel. Und wenn man das nicht will, dann passt man nicht in dieses vorgegebene Schema, und dann geht man besser weg und lässt sich nie wieder blicken" (FG 5, Brustkrebs).

Diese Frau hat sich letztlich gegen ihre Überzeugung für eine Bestrahlungstherapie entschieden, weil sie fürchtet, sie könne möglicherweise die Konsequenzen einer Ablehnung nicht tragen und mache sich später Vorwürfe. Sie fühlt sich allein gelassen mit ihrem Entscheidungsdilemma, einerseits die Therapien – subjektiv gut begründet und auf Basis einer informierten Entscheidung – abzulehnen, aber andererseits einem stummen Zwang der Akzeptanz ärztlicher Empfehlungen und biomedizinischer Informationen ausgesetzt zu sein.

Das Beispiel belegt eindrucksvoll, wie mächtig biomedizinische Informationen sind und wie tief sie in individuelle Entscheidungen – auch gegen den Willen von PatientInnen – eindringen. Diese Patientin hebt hervor, sie habe immer Auskunft erhalten und fühle sich insgesamt gut betreut. Aber: die Informationen entsprechen nicht ihren Bedürfnissen. Das Beispiel zeigt auch die Grenzen selbstbestimmter Patiententenentscheidungen auf, selbst wenn es sich um hochgebildete und informierte Patienten handelt, die – wie in diesem Fall – sogar den fachlichen Inhalt beurteilen können.

Die Grenzen des Modells „Expertenpatienten" sind keineswegs nur durch die ärztliche Informationspolitik gesteckt, sie liegen auch in den widersprüchlichen und situativ variablen Bedürfnissen von PatientInnen. Sie nehmen die Expertenrolle einerseits an, aber sie sind andererseits nicht in jeder Situation dazu in der Lage, dieser Rolle zu entsprechen. Sie fühlen sich überfordert und greifen auf Verhaltensmuster der Hilfesuchenden zurück, die eine Informationsselektion und den Rat der ÄrztInnen wünschen. Die Bedürfnisse von PatientInnen lassen sich nicht auf das Modell der marktfähigen Experten-Konsumenten reduzieren. Sie sind weitaus vielfältiger und zudem widersprüchlich und je nach Situation verschieden. Dieses Ergebnis ist nicht unbedingt auf das deutsche Versorgungssystem zurückzuführen, da ähnliche Befunde in einer australischen Studie ermittelt wurden (Lupton 1997). Diese Ambivalenzen zwischen der Rolle als Expertenpatienten und als Ratsuchende und Hilfebedürftige zeigt sich in der folgenden Aussage:

"[..]. dass man wirklich selber in Aktion treten muss. Und wenn man dazu nicht in der Lage ist, dann kriegt man auch nicht die Versorgung, das breite Spektrum, was einem zusteht, sondern nur das, was man in der Lage ist, sich selber zu schaffen in seinem beschränkten Vermögen. [..].Man kriegt auch nur das, was man wirklich fordert. Man kriegt es nicht automatisch. Man muss mit jedem – ob nun Krankenkassen oder Ärzte – man muss mit jedem kämpfen. Man muss sehen, wer ist jetzt wirklich der Fachmann und wo finde ich den. [...] Das muss sich verbessern, dass man sich das aussuchen kann, was an Informationen auf einen zukommt. Und man muss nicht selber der Motor sein, weil man oft das einfach nicht kann oder nicht in der Lage dazu ist" (FG 4, Brustkrebs).

Die Ergebnisse machen deutlich, dass PatientInnen nicht unbedingt mehr, sondern vor allem *andere* Informationen und andere Formen der *Informationsvermittlung* fordern. Sie fordern vor allem, dass die Informationen gezielt und entsprechend ihrer subjektiven Bedarfslage erfolgen, das heißt auch, dass Informationen in bestimmten Situationen von ÄrztInnen und/oder Beratungsstellen ‚gefiltert' und auf ihren Nutzen und ihre Zuverlässigkeit hin geprüft werden, bevor sie an die PatientInnen weitergegeben werden. Hierin liegt ein wesentlicher Widerspruch zwischen dem auch von PatientInnen beanspruchten Expertenstatus und der Realität der in manchen Situationen hilfesuchenden PatientInnen.

5. Perspektiven: von der Patientenorientierung zu partizipativem Informationsaustausch

Die Ergebnisse legen grundlegende Probleme einer auf die Ärzteschaft konzentrierten "Patientenorientierung" im deutschen Gesundheitswesen offen. Die Information bleibt auf das beschränkt, was ÄrztInnen meinen, das PatientInnen wissen sollen und müssen. Sie bleibt auch auf ein orthodoxes biomedizinisches Wissen beschränkt. PatientInnen und ihr subjektives Wissen und ihr Informationsbedarf werden nicht einbezogen in diese Struktur der Informationsvermittlung und Kommunikation. Patientinnen haben kaum, wenn nicht gar keinen Einfluss darauf, wie die Standards und klinischen Leitlinien definiert werden. Sie sind nicht beteiligt, wenn es darum geht, was als *evident* gilt und was nicht. Die Ergebnisse zeigten auch, dass PatientInnen durchgängig sehr skeptisch gegenüber Standardisierungen und Leitlinien sind, obschon sie Transparenz fordern und nach Bewertungskriterien suchen. Hier zeigen sich Parallelen zu einem in anderen Untersuchungen ermittelten geringen Vertrauen in die gesundheitspolitischen Entwicklungen (vgl. Braun et al. 2003; Wendt 2003). Eine weitere wichtige Forderung aus Sicht der PatientInnen ist, dass die Strukturen des Versorgungssystems und vor allem die Kooperationen zwischen den verschiedenen Leistungsanbietern verbessert werden. Diese Forderung findet in den gegenwärtig auch in Deutschland zunehmend bedeutenderen klinischen

Leitlinien ebenso wenig Berücksichtigung wie das steigende Interesse der PatientInnen an alternativen und komplementären Therapien (vgl. Marstedt 2003).

Die Ergebnisse machen die Widersprüche zwischen der Patientenorientierung des Gesundheitssystems und den Bedürfnissen von PatientInnen sichtbar. Der “Orientierung” an einem markt-konformen Idealtypus “Patient”, der sozial nicht differenziert ist und die nach Alter, Geschlecht und sozialer Lage unterschiedlichen Bedürfnisse nicht erfasst, steht die empirische Vielfalt und Widersprüchlichkeit der Interessen ganz unterschiedlicher Gruppen von PatientInnen gegenüber, die zudem auch abhängig von der jeweiligen Situationen unterschiedlich sind. Es geht also zunächst darum, diese Vielfalt, Widersprüchlichkeit und Kontextabhängigkeit zu erfassen und anzuerkennen. Erst auf dieser Basis lassen sich überhaupt Strategien der aktiven und aktivierenden Beteiligung von PatientInnen entwickeln.

Weder eine Vervielfältigung von Informationen noch eine Ausweitung der Evidenz von der Medizin beziehungsweise der klinischen Fragen auf die Gesundheitspolitik können allein zu verbesserten Beteiligungschancen führen. Entscheidend ist, das dominierende Muster der „Einbahnstraße“ der Kommunikation zu verändern. Auch Strukturveränderungen, wie beispielsweise die Einführung von Patientenvertretungen, kommunalen Bürgerkonferenzen und die Ausweitung von Beratungsstellen sind zwar zwingend notwendig, aber als Einzelmaßnahme nicht hinreichend. Die wesentliche Herausforderung einer qualitätsbewussten patientInnen-orientierten Gesundheitsversorgung liegt darin, die Perspektiven der PatientInnen und BürgerInnen auf allen Ebenen der Entscheidungsfindung und der Bewertung und Evaluation von Versorgungsleistungen systematisch einzubeziehen. Hierbei stellen sich erhebliche Herausforderungen an die Methoden und Bewertungskriterien gesundheitlicher Leistungen, die bisher nicht zufrieden stellend gelöst sind. Es gibt einen dringlichen Bedarf, Qualität und Nutzen so zu definieren und zu messen, dass die vielfältigen Bedarfslagen und die verschiedenen therapeutischen Optionen angemessen integriert werden.

Ziel meines Beitrages war es, die Fragezeichen sichtbar zu machen, die hinter dem Charme von Patientensouveränität und Evidenzbasierung verborgen sind, und auf dieser Basis mögliche Pfade hin zu einer mehr "empowernden" Produktion und Verteilung von Information und Wissen ausloten (vgl. Baggott et al. 2004). Hierzu sind kreative Lösungen gefordert: Lösungen, die innerhalb und außerhalb der Medizin und vor allem ‚zwischen' den verschiedenen Akteuren gemeinsam erst noch zu entwerfen sind. Allen voran geht es hierbei um die systematische Integration der PatientInnen in politische Entscheidungen und die Definition entsprechender PatientInnenrechte sowie Verpflichtungen der Ärzteschaft und anderer Gesundheitsberufe.

Literatur

Allsop, Judith; Baggott, Rob; Jones, Kathryn (2002). Health consumer groups and the national policy process. In Petersen, Alan; Henderson, Sara (eds.). Consuming health. The commodification of health care. London: Routledge, 48-65

Badura, Bernhard, Schellschmidt, Henner (1999). Bürgerbeteiligung im Gesundheitswesen. In Feuerstein, Günter, Kuhlmann, Ellen (Hrsg.). Neopaternalistische Medizin. Bern: Hans Huber, 153-162

Baggott, Rob; Allsop, Judith; Jones, Kathryn (2004). Speaking for patients and carers. Health consumer groups and the policy process. Basingstoke: Palgrave/Macmillan

Bauer, Rudolph (2001): Klientenrechte und Nutzerstrukturen sozialer Dienste. Arbeitspapier Nr. 5, Observatory for the Development of Social Services in Europe. Bremen: Universität Bremen

Beresford, Peter (2003): Quality: exploring service users' perspectives. Observatory for the Development of Social Services in Europe (ed.). Indicators and quality of social services in a European context. http://www.soziale-dienste-in-europa.de, 67-70

Bissell, Paul; May, Carl R.; Noyce, Peter R. (2004): From compliance to concordance: barriers to accomplishing a re-framed model of health care interactions. Social Science and Medicine 58: 851-862

Blank, Robert H; Burau, Viola (2004). Comparative health policy. Houndmills: Palgrave

Boote, Jonathan; Telford, Rosemary; Cooper, Cindy (2002). Consumer involvement in health research: a review and research agenda. Health Policy 61: 213-236

Braun, Bernard; Calnan, Michael; Groenewegen, Peter; Schee, Evelien van der; Schnee, Melanie (2003): Zeitlicher und internationaler Vergleich in das Vertrauen in Akteure, Institutionen und Eigenschaften des Gesundheitswesens. In Böcken, Jan; Braun, Bernard; Schnee, Melanie (Hrsg.). Gesundheitsmonitor 2003. Gütersloh: Bertelsmann, 136-158

DuGay, Paul; Salaman, Graeme (1992): The cult(ure) of the customer. Journal of Management Studies 29: 615-633

Exworthy, Mike; Halford, Susan (eds.) (1999). Professionals and the new managerialism in the public sector. Buckingham: Open University Press

Gabe, Jonathan; Calnan, Michael (2000). Health care and consumption. In Williams, Simon; Gabe, Jonathan; Calnan, Michael (eds). Health, medicine and society. London: Routledge, 255-273

Gartner, Alan; Riessman, Frank (1978): Der aktive Konsument in der Dienstleistungsgesellschaft. Frankfurt/Main: Suhrkamp

Hansen, Eckhard (2003): Mythos und Realität sozialstaatlicher Aktivierungsideologien. In Dahme, Heinz-Jürgen; Otto, Hans-Uwe; Trube, Achim; Wohlfahrt, Norbert (Hrsg.). Soziale Arbeit für den aktivierenden Staat. Opladen: Leske + Budrich, 393-418

Harrison, Stephen; Mort, Maggie (1998). Which champions, which people? Public and user involvement in health care as a technology of legitimation. Social Policy and Administration 32: 60-70

Kaufmann, Xaver-Franz (2003): Varianten des Wohlfahrtsstaats. Der deutsche Sozialstaat im internationalen Vergleich. Frankfurt/Main: Suhrkamp

Kelner, Merrijoy; Wellman, Berverly; Pescosolido, Bernice; Saks, Mike (eds.) (2003). Complementary and alternative medicine. Challenge and change. London: Routledge

Kuhlmann, Ellen (1998). 'Zwischen zwei Mahlsteinen'. Ergebnisse einer empirischen Studie zur Verteilung knapper medizinischer Ressourcen. In Feuerstein, Günter; Kuhlmann, Ellen (Hrsg.). Rationierung im Gesundheitswesen, Wiesbaden: Ullstein Medical, 11-80

Kuhlmann, Ellen (1999). Aufklärung im Dienste der Ressourcenallokation? Eine empirische Studie zur ärztlichen Informationspolitik. In Feuerstein, Günter; Kuhlmann, Ellen (Hrsg.). Neopaternalistische Medizin – der Mythos der Selbstbestimmung im Arzt-Patient-Verhältnis. Bern: Hans Huber, 37-96

Kuhlmann, Ellen (2005): Traces of doubt and sources of trust – health professions in an uncertain society. Current Sociology, 53: Special Issue, Professions, trust and knowledge, edited by Evetts, J. (in press)

Lee, Renee Gravois; Garvin, Theresa (2003): Moving from information transfer to information exchange in health and health care. Social Science and Medicine 56: 449-464

Litva, Andrea; Coast, Joanna; Donovan, Jenny; Eyles, John; Shepherd, Michael; Tacchi, Jo; Abelson, Julia; Morgan, Kieran (2002). "The public is too subjective": public involvement at different levels of health-care decision making. Social Science and Medicine 54: 1825-1837

Lupton, Deborah (1997). Consumerism, reflexivity and the medical encounter. Social Science and Medicine 45: 373-381

Marstedt, Gerd (2003): Auf der Suche nach gesundheitlicher Information und Beratung: Befunde zum Wandel der Patientenrolle. In Böcken, Jan; Braun, Bernard; Schnee, Melanie (Hrsg.). Gesundheitsmonitor 2003. Gütersloh: Bertelsmann, 117-135

Miller, Peter; Rose, Niklas (1990): 'Governing economic life'. Economy and Society 19: 1-31

Rosenbrock, Rolf; Gerlinger, Thomas (2004). Gesundheitspolitik. Bern: Hans Huber

Rothgang, Heinz; Niebuhr, Dea; Wasem, Jürgen; Greß, Stefan (2004): Evidenzbasierte Bestimmung des Leistungskatalogs im Gesundheitswesen? Das Beispiel des englischen National Institue for Clinical Excellence (NICE). ZeS-Arbeitspapier 2/2004. Bremen: Zentrum für Sozialpolitik, Universität Bremen

Rutter, Deborah; Manley, Catherine; Weaver, Tim; Crawford, Mike J.; Fulop, Naomi (2004). Patients or partners? Case studies of user involvement in the planning and delivery of adult mental health services in London. Social Science and Medicine 58: 1973-1984

Sachverständigenrat im Gesundheitswesen (SVR) (2003). Angemessenheit und Effizienz. Jahresgutachten. http://www.svgesundheit.org

Saks, Mike (1995): Professions and the public interest. London: Routledge

Scheibler, Fülop; Janßen, Christian; Pfaff, Holger (2003): Shared decision making: ein Überblick über die internationale Forschungsliteratur. Sozial- und Präventivmedizin 48: 11-23

Selbmann, Hans-Konrad (2002). Qualitätsmanagement im Gesundheitswesen. In Kolip, Petra (Hrsg.). Gesundheitswissenschaften. Weinheim: Juventa, 247-267

Sullivan, Mark (2003): The new subjective medicine: taking the patient's point of view on health care and health. Social Science and Medicine 56: 1595-1604

Timmermans, Stephan; Berg, Mark (2003). The gold standard. The challenge of evidence-based medicine and standardization in health care. Philadelphia: Temple University Press

Wendt, Claus (2003). Vertrauen in Gesundheitssysteme. Berliner Journal für Soziologie 13: 371-393

Eine kritische Reflexion zur bedingten Selbstbestimmung

Zum Patientenrecht in den Niederlanden

Nicole Torka & Antonius Kerkhoff

Einführung

"Der Mensch soll sich seiner eigenen Vernunft bedienen, statt sich von fremden Autoritäten und der Tradition bestimmen zu lassen". Dieser Gedanke der Kantschen Philosophie nahm einen zentralen Stellenwert in der diesjährigen neunten Summer School of Public Health ein.[5] In der Diskussion über das Thema 'Souveräne Patienten' wurde mit der Frage nach der Mit- und Selbstbestimmung von PatientInnen die Antithese zur 'Kritik an der Vernunft des individuellen Patienten' formuliert. Bei Kant haben wir immer auch den Aspekt des Pflichtbewusstseins im Hinterkopf, in dem Sinne, dass wir als Experten des Gesundheitswesens, eine moralische Verantwortung haben uns in das Gespräch über dessen Lage einzumischen und, wenn nötig, tatkräftig einzuschreiten. Allerdings sehen wir Kant oder vielmehr seine heutige

1Veranstaltet von der Stadt Delmenhorst und dem Zentrum für Public Health der Universität Bremen, vom 09.09.2004 bis 16.9.2004

Bedeutung auch mit einem weinenden Auge. Er glaubte noch daran, dass die Vernunft uns Glück, Frieden, Freiheit und andere erstrebenswerte Resultate in absehbarer Zeit bringen würde. Die Zeit hat uns eines Besseren belehrt. Sagte nicht ein anderer deutscher Philosoph, dass die Menschen ihre Bestrebungen in einer nur halb verstandenen Situation anfangen, die sie nicht selbst beschworen haben und dass die erreichten Ziele immer andere sind als sie sich vorher gedacht hatten (Marx, 18e Brumaire)? So gesehen ist dieses Argument Öl ins Feuer all jener, die die Kompetenz des Patienten im 21. Jahrhundert bezweifeln.

In unseren Ausführungen zum Thema mündige PatientInnen am Beispiel der Niederlande, bedienen wir uns nicht der Marxschen Argumentation, sondern uns dient der kritisch-emanzipatorische Ansatz der Frankfurter Schule als Leitfaden oder populärer formuliert 'mind set'. „Herrschaftsfreie Diskurs" bedeutet nur bedingt, dass jeder seine Meinung und Wünsche äußern darf. Diskurse werden sehr wohl geschlossen, denn hier gibt es keinen Zwang, bis auf den „zwanglosen Zwang des besseren Arguments". In der Tat darf jeder in diesem Diskurs teilhaben, der sich der Logik des besseren Arguments beugt. Emanzipation heißt dann seine Argumente hervor zu bringen. In der Arzt-Patienten-Beziehung gibt es ein klares und gemessen an den Maßstäben des „herrschaftsfreien Diskurs" auch berechtigtes Gefälle, denn wie soll ein Patient sich Selbstdiagnostizieren und auch noch Therapieentscheidungen treffen? Es handelt sich um ein Autonomieproblem, denn der Patient ist nicht mehr autonom entscheidungsfähig wenn er krank ist und der Arzt muss gewissermaßen diese Autonomie wieder herstellen, das heißt: dem Patienten zur Einsicht in die Geschichte und Art seiner Deautonomisierung liefern. „Durch Kommunikation" beantwortet die Frage nach dem „Wie". Der Patient muss in die Diagnose und Therapie kommunikativ eingebunden werden. Eine subjektpsychologische Annäherung an den Patienten - d.h. nicht der Patient ist das Objekt sondern die Krankheit und der Patient arbeitet zusammen mit dem Professionellen an diesem Objekt – sehen wir dabei als Grundvoraussetzung für individuelle Mitbestimmung (d.h. bedingte Selbstbestimmung) und damit gelebte Patientenrechte.

Die zentrale Frage, die in diesem Beitrag behandelt werden soll, kann wie folgt formuliert werden: Wie kann bedingte Selbstbestimmung stimuliert werden? Die Beantwortung dieser Frage gestaltet sich folgendermaßen: Zuerst skizzieren wir kurz die gesellschaftlichen und politischen Entwicklungen die dafür gesorgt haben, dass das Thema PatientInnen-Mitbestimmung einen prominenten Platz auf der politischen Agenda erhalten hat. Danach richten wir unseren Blick auf die Praxis: Wie gestaltet sich das Patientenrecht der Niederlande? Was haben die Verantwortlichen in diesem Bereich getan; vor allem hinsichtlich der Gestaltung der Beziehung von Arzt und Patient. Auch zeigen wir auf, was der ganze gesetzliche Aufwand gebracht hat: Funktioniert das Patientenrecht besser, befriedigender für alle Parteien? Im dritten und letzten Teil dieses Artikels fassen wir die Bemühungen oder besser die Resultate der niederländischen Reformen zusammen und fragen uns was noch getan werden muss und wie. Für die ruhe- und rastlosen Leser: Die Niederländer haben sich gesetzlich sehr um die Patienten- Mitbestimmung bemüht, aber von einer Situation der Zufriedenheit zu sprechen, wäre voreilig. Denn die Patientenrechte sind nichts anderes wie formalisierte Professionsethik und greifen nicht in die Kommunikation der Arzt-Patient Beziehung: die Praxis der Mitbestimmung.

Gesellschaftskritik und Politik: Eine kurze Einführung in die Geschichte des niederländischen Patientenrechts

Gesellschaftskritik und Patientenrechte

Nach 1945 standen auch die Niederlande im Zeichen des Neuanfangs und Wiederaufbaus. Bereits in den 60er Jahren konnte das Land wirtschaftlich und sozial eine erste Blütezeit erleben. Der Handel und die Industrie expandierten und das bedeutete für den einzelnen Bürger mehr Wohlstand, eine bessere und längere Ausbildung und in Verbindung mit einer großen Nachfrage gute Chancen auf vertikale Mobilität und beruflichen Erfolg. Ein weiterer Ausbau der Massenkommunikation, machte es möglich über Kontinente hinweg zu kommunizieren. Vor allem der individuell erschwingliche Fernseher sorgte für eine zunehmende Visualisierung der Lebenswelt: Die Grenzen der Innen-

und Außenwelt konnten neu definiert werden und 'die Fremde' konnte - wenn gewünscht - als neues Identifikationsmuster dienen. Mit anderen Worten: Der Vergleichsmaßstab wurde nicht nur ein anderer, größerer, sondern die Selbstverständlichkeit des eigenen Daseins und (normativen) Handelns wurde auf mehreren Ebenen auf eine Zerreißprobe gestellt. In diesem Zusammenhang muss auch der Bruch zwischen Vor- und Nachkriegsgeneration gesehen werden, der sich ab den sechziger Jahren international manifestierte.

Das Massenmedium 'Fernsehen' hatte einen wichtigen Anteil in der entstehenden Gesellschaftskritik die laut und massiv von der internationalen (studentischen) Protestbewegung ausgetragen wurde, die sich zu einem späteren Zeitpunkt auch mit den (Interessen der) Arbeiter verbündete. Bis 1965 unterschieden sich die Studenten nur wenig von der übrigen Bevölkerung und akzeptierten den herrschenden Konformismus, der durch Konsumdenken und Entpolitisierung der Bevölkerung geprägt war: Die Generation der Väter und Mütter konzentrierte sich ausschließlich auf den wirtschaftlichen Wiederaufbau. Vor allem der allabendlich 'live' in die Wohnzimmer übertragene Vietnam-Krieg, weckte und schürte ein sich ausbreitendes Unbehagen bei der Jugend. Die niederländische Provo-Bewegung formulierte dieses in einem während einer Nachtmesse am 24-12-1966 ausgeteiltem Flugblatt: „Nach dem Psalm wieder Napalm?" Das Establishment – und damit auch die eigenen Eltern – wurde für seinen Konsumterror, die (atomare) Wiederbewaffnung und den Mangel an kritischer Reflexion der gesellschaftlichen Bedingungen im In- und Ausland kritisiert und zur Verantwortung gerufen. In Deutschland spielte außerdem die Frage an die Eltern nach ihrem Mitmischen im Dritten Reich eine wichtige Rolle. Eine Frage die oft auf eine Mauer des Schweigens stieß.

Diese Gesellschaftskritik führte dazu, dass die Demokratisierung aller Gesellschaftsbereiche gefordert wurde. Dabei richteten sie sich nicht nur gegen den Staat und seine Politik, das Zwangskorsett der Kirche und die Wirtschaft sondern gegen alle autoritären und herrschaftlichen Institutionen. Diese antiautoritäre Bewegung erreichte auch und vor allem die Universitäten und mündete in der Habermasschen Diskurstheorie. Richtungweisend für die Studenten waren mehrere Schriften der Frankfurter Schule um Marcuse, Horkheimer, Adorno und später Habermas: 'Der eindimensionale Mensch' von Herbert Marcuse kritisierte die Überflussgesellschaft und den Konsumterror, Adorno und Horkheimer analysierten in ihrer Theorie von der autoritären Persönlichkeit den Faschismus und die bürgerliche Gesellschaft kritisch und in der 'Dialektik der Aufklärung' geht es um eine kritische Reflexion des Rationalitätsglaubens und Fortschrittsoptimismus.

Im Gesundheitswesen entfachte der kritische Zeitgeist die „Anti-Professionalismus-Debatte". Vor allem die Ärzte wurden als Vertreter eben jenes arroganten, undemokratischen und autoritären 'wir-haben-die-Weisheit-gepachtet' Establishments gesehen und dementsprechend angegriffen. Außerdem wurden die neuen technischen Errungenschaften im medizinischen Bereich mit Argusaugen beobachtet: Technische Verfahren verlängern das unnötige und menschenunwürdige Leiden. Man sprach von Halbwachsmedizin und griff die Reduktion des Menschen auf einen ausschließlich biologischen Organismus an. Der Mensch sollte als Ganzes, als nicht nur naturwissenschaftlich erkundbarer Mechanismus, sondern als eine soziale Spezies mit geistigem Innenleben, mit Seele, betrachtet werden.

Es dürfte dann auch nicht verwundern, dass in dieser Kombination aus kritischer Reflexion und zunehmender Emanzipation, ein Nährboden für die Verbreitung von Patienten- und Angehörigenvereine bereitet war. In den Niederlanden entstanden, anfangs vor allem auf lokaler Ebene, Vereinigungen von Menschen mit bestimmten Krankheiten wie zum Beispiel Diabetes, MS und Nierenkrankheiten sowie 'Dachverbände' beispielsweise für Behinderte. Es gab in diesem Kontext auch internationale Bewegungen wie die Anti-Psychatrie-Bewegung, die sich für die Mit- und Selbstbestimmung von psychisch Kranken einsetzt und die Ursachen psychischer Erkrankungen nicht im Hirn des Einzelnen, sondern in der kranken Gesellschaft sucht. In Deutschland wird

diese Bewegung unter anderem durch die 'Initiative Selbstbestimmung' und die 'Irrenoffensive' vertreten.
Am Anfang der Patienten-Bewegung gelang die Positionierung der Interessenvertretung mehr schlecht als recht. Denn erstens litten die verschiedenen Patientengruppen an Kommunikationslosigkeit und damit am fehlenden Bewusstsein gemeinsamer Interessen, was zu mangelnder Solidarität - fünf Finger machen noch keine Faust – führte. Zweitens wurden die Interessenvertretungen sowohl von Ärzten wie auch von lokalen Behörden nicht als kompetente Gesprächspartner angesehen. "Der Kranke gehört ins Bett, der Geheilte muss arbeiten", war eine Floskel die man des öfteren hörte. Durch zunehmende Erfahrung und Wissen sowie steigende Mitgliedszahlen, wurden die Verbände im Laufe der Zeit stärker. Dazu hat vor allem auch die Zusammenarbeit von Vereinen auf lokaler, regionaler und nationaler Ebene in starkem Maße beigetragen. Inzwischen gibt es mit der 'Nederlandse Patienten Consumenten Federatie (NPCF), die niederländische Patienten Konsumenten Föderation, ein starkes nationales Organ mit Sitz in Utrecht, das etwa 50 Vereine und viele tausend Mitglieder bündelt. Die NPCF hat regionale Abteilungen, die in 28 Bezirken in der Patientenberatung und -ausbildung aktiv sind und in die (regionale) Politik eingreifen.

Politik und Patientenrechte

Die soeben grob skizzierten Änderungen in Wirtschaft und Gesellschaft führten in den Niederlanden zu einer neuen politischen Ordnung. Unter dem Motto 'Verteilung von Wissen, Wohlstand und Macht', trat 1973 eine links dominierte Regierung unter Führung von Joop den Uyl, 'Onkel Joop' (PvdA, die niederländische SPD), die sich aufmachte, den Zeitgeist der 60er Jahre in die Tat umzusetzen: Die am weitesten links stehende Regierung, die die Niederlande bis heute gehabt haben. Das Versprechen für mehr Demokratie, mehr Kontrolle und mehr Mitbestimmung dieser Regierung bezog sich auch auf das Gesundheitswesen, das reformiert werden sollte. Die Zielsetzung im Bereich Gesundheit kann dabei wie folgt dargestellt werden.

- Die Versorgung muss demokratisiert und politisiert werden, das heißt aus den Händen der Kirchen und privaten Institutionen heraus genommen werden.
- Die Versorgung muss im ganzen Land besser zugänglich gemacht werden und überall gleich (gut) sein.
- Der Staat ist verantwortlich für das Gesundheitswesen und muss deshalb die Organisationen der kurativen, präventiven und sozialen Versorgung übernehmen und zentral steuern.
- Versorgung ist keine Gunst sondern ein Recht.

Im Bezug auf diesen vierten Punkt wurde ausdrücklich festgelegt, dass die rechtliche Stellung der Patienten eingehend studiert und wo nötig verbessert werden sollte. Dieser Entschluss führte zu einer umfassenden Reihe von Berichten, Gutachten und Vorschlägen verschiedener Instanzen, wie zum Beispiel dem Zentralen Rat der Volksgesundheit (Centrale Raad voor de Volksgezondheid). Dieses Maßnahmenpaket verbesserte nicht nur die materielle und institutionelle Position der Patientenverbände, die vom Staat finanziell unterstützt wurden, einen besseren Zugriff auf relevante Informationen bekamen und mehr Einfluss auf das politische Geschehen nehmen konnten. Sondern auch individuellen, nicht-organisierten Patienten wurden durch diese Maßnahmen mehr Rechte und damit auch Macht zugestanden.

Die sozial-demokratische Regierung um Den Uyl war sehr erfolgreich und wurde erneut gewählt, bevor die Koalition aus Konfessionellen (CDA, die niederländische CDU/CSU) und Liberalen (VVD, die niederländische FDP) eine erneute Regierung der Sozial-Demokraten verhindert hatte. Bei den folgenden Regierungen kann man von einem Rechtsruck sprechen, aber das bedeutet nicht, dass Patientenrechte auf der Prioritätenliste gefallen wären. Denn diese neo-liberalen Regierungen wollten den Sozialstaat nach britischem und nordamerikanischem Vorbild neu gestalten und so konnte das Marktdenken seinen Einzug feiern. Anno 1987 schwappte diese 'Philosophie' auch in das Gesundheitswesen über. Ein Ausschuss unter Leitung des Philips General-Direktors schlussfolgerte, dass der Sozialstaat nicht die richtige Basis für ein effektives und effizientes Gesundheitswesen sein kann, so dass unter dem Motto 'der-Markt-wirds-schon-richten' auch für diesen Bereich ein 'Business-Modell' propagiert wurde. Der Patient wurde zum 'König Kunde': Das links-emazipatorisches Patientenrecht-Gedankengut traf aus das neoliberale Markt-Gedankengut.

Bürger bekamen das Recht selbst eine Krankenkasse auszusuchen. Damit wurden die Kassen zum Konkurrenzkampf gezwungen. Im Wettlauf um den Patienten wurden neue Leistungen angeboten: Vergütung von manchen Naturheilverfahren, Second Opinion und Behandlungen im Ausland. Auch sollte das PGB - das Patient Gebundene Budget – erwähnt werden: Patienten können seit einigen Jahren statt Versorgung Geld bekommen und sich damit ihr eigenes Versorgungspaket zusammenstellen und einkaufen. Erste Erfahrungen zeigen, dass diese Patientengruppe sehr zufrieden ist. Sie äußern sich positiv über diese neu gewonnene Freiheit und damit Selbstbestimmung. Allerdings stellte sich heraus, dass diese Menschen mit dem Geld fast ausschließlich Haushaltshilfe einkaufen. Pflegerische Dienstleistungen werden nach wie vor von den Krankenschwestern geleistet und medizinische Hilfe wird überhaupt nicht eingekauft. Somit kriegt man den Eindruck, dass die Nachbarin, die Freundin und die Tochter (denn es sind ja noch immer vor allem die Frauen die sich sorgen), die vorher umsonst arbeiteten, jetzt etwas bekommen – und da ist natürlich nichts grundsätzliches dagegen einzuwenden. Es kann zudem sehr wohl und gerade weil es Vertraute sind dazu beitragen, dass Menschen sich zumindest im institutionellen Sinn selbstständiger fühlen. Dagegen ist die sozialpsychologische Belastung beider Parteien – der Sorgenden und der Versorgten – eine andere und oftmals schwerere.
Jetzt zu den gesetzlichen Maßnahmen.

Patientenrechte

Im Rahmen dieses Beitrags ist es nicht möglich tiefgründig auf alle Elemente im Einzelnen einzugehen, da die Patientenrechte in mindestens einem Dutzend Gesetzen geregelt werden. Deshalb möchten wir uns auf eine grobe Liste von acht Gesetzen beschränken, die wir in diesem Rahmen für besonders wichtig halten:

- Grundgesetz. Im Jahre 1988 sind zwei Verfassungsänderungen in Kraft getreten. Paragraph 10 'Achtung der Lebenssphäre' (das Respektieren des privaten Lebensbereichs) und Paragraph 11 'Unantastbarkeit des menschlichen Körpers' (man darf Untersuchungen und Behandlungen verweigern).
- Wet Bescherming persoonsgegevens 2001 (Gesetz zum Datenschutz von Patienten).
- Wet Orgaandonaties 1991 (Organspendegesetz).
- Wet Proefpersonen (Versuchspersonen-Gesetz).
- Wet BOPZ 1992 (Gesetzesänderung zur Einweisung von psychiatrischen Patienten)
- Wet Medezeggenschap clienten in instellingen 1993 (Mitbestimmungsrecht von Patienten in Anstalten). Es gibt einen sogenannten Klienten-Rat. Die Anstalt muss die Initiative nehmen um einen solchen zu formieren. Dieser Rat ist gefragt und ungefragt Berater der Anstaltsleitung und hat Einfluss auf Ernennungen. Außerdem müssen Verwaltungsakten veröffentlicht werden und gibt es eine Kommission von Vertrauenspersonen.
- Klachtrecht 1993 (Beschwerderecht, das vorher nur für die KNMG (der niederländische Hartmannbund) oder das Zivilgericht bestand.
- Wet Geneeskundige Behandelovereenkomst (WGBO) 1995 (das sogenannte Patientengesetz).

Dieses letztere Gesetz ist, so glauben wir, das wichtigste oder auf jeden Fall das interessanteste für unsere Leser und die Fragestellung dieses Artikels, deshalb möchten wir etwas näher darauf eingehen. Zuerst zur Entstehungsgeschichte, die man als 'bottom-up' charakterisieren könnte. Der Gesetzgeber hat die Basis - sowohl die Ärztevereinigung wie auch die NPCF - im Vorfeld gebeten, sich über den Entwurf eines solchen Gesetzes auseinanderzusetzen. Außerdem wurde beiden Parteien versprochen, eventuelle Initiativen und Pläne zu diesem Vorhaben in der Praxis auszuprobieren und zu finanzieren. Bei Erfolg könne dann in dritter Instanz eine Festlegung in Gesetzen erfolgen. 1995 ist das Patientengesetz in Kraft getreten. Der Grundgedanke war, dass die Arzt-Patient-Beziehung formalisiert werden sollte: Medizinische Hilfe ist ein Zusammenspiel zwischen Patient und Arzt mit Rechten und Pflichten für beide Parteien. Diese Parteien werden als gleichwertig gesehen. Das hat zu den folgenden Ergebnissen geführt:

1. Zustimmungspflicht. Wie schon gesagt wurde im Grundgesetz die Unantastbarkeit des Körpers festgelegt. Das impliziert, dass der Arzt den Patienten nicht wieder seinen Willen untersuchen und schon gar nicht behandeln darf. Nur im Notfall darf der Arzt Entscheidungen treffen und wenn möglich nach Rücksprache mit der Familie. Der Patient hat sogar im Falle einer ansteckenden Krankheit das Recht Behandlung zu verweigern.
2. Informationspflicht. Der Patient soll stets, eventuell schriftlich, völlig informiert werden über den Zustand seiner Gesundheit. Das bedeutet, dass ein Arzt oder ein anderer medizinischer Hilfeleister den Gesundheitszustand erklären muss, welche Untersuchungen und Behandlungen er oder sie für notwendig und am Besten hält, was die Risiken dieser sind, welche Alternativen es gibt und was passiert wenn der Patient die Behandlung und/oder Untersuchung verweigert. Wenn der Arzt befürchtet, dass seine Auskünfte dem Patienten schaden könnten, dann darf er/sie nur bedingt Informationen zurückhalten. Außerdem ist der Arzt verpflichtet, sich mit einem Kollegen zu beratschlagen.
3. Einsicht in die Krankenakte. Der Patient hat immer das Recht seine Krankenakte einzusehen. Er darf gerichtlich fordern, dass Daten vom Arzt geändert oder entfernt werden. Außerdem darf der Patient bestimmen, ob das Dossier vor der maximalen zehnjährigen Frist vernichtet wird. Der Patient hat das Recht auf eine Kopie der Krankenakte. Der Arzt hat ein beschränktes Recht eigene Notizen zu machen und außerhalb der Krankenakte aufzubewahren. Außerdem darf er Angaben von Dritten – z.B. Familienangehörigen – vor Einsicht durch den Patient aus der Akte nehmen. Das relativ neu eingeführte Elektronische Patienten Dossier (EPD) kann für Pati-

enten zu einer besseren Informationslage führen und dazu dienen, dass 'Übertragungsfehler' minimiert werden.

4. Vertraulichkeit. Der Arzt darf über den Zustand seines Patienten nur etwas an dritte Personen - die Familie, nicht an der Behandlung beteiligte Ärzte oder andere medizinische Hilfeleister - mitteilen, wenn der Patient dies ausdrücklich genehmigt.
5. Interessenvertretung. Wenn der Patient nicht im Stande ist sich selbst zu vertreten (z.B. bei Demenz oder Koma), dann kann er seine Interessen durch eine dritte Person vertreten lassen. In einer Willenserklärung können Patienten vorab, bevor sie dazu nicht mehr fähig sind, bestimmen in welchem Fall von einer Behandlung abzusehen ist. Bei Kindern bis 12 Jahren entscheiden die Eltern oder der gesetzliche Vormund, Kinder zwischen 12 und 16 Jahren müssen zusammen mit ihrem Vormund Entscheidungen treffen und ab 16 Jahren können Menschen selbständig (und damit auch gegen den Willen ihrer Eltern) Entscheidungen treffen.
6. Patientenpflichten. Der Patient muss den Hilfeleister deutlich und vollständig informieren und diesen für seine Dienste bezahlen.

Ein Erfolg? Die Antwort ist „ja, aber ..." . Die Ärzteschaft klagt, dass das Gesetz für enorme Papierberge sorgt; dass überall Juristen lauern; dass sie zu einer defensiven Medizin gezwungen werden, welche dem Patienten nicht zu Gute komme; dass die Patienten die Ärzte gegeneinander ausspielen und dass sie den Arzt geradezu zwingen, bestimmte Diagnosen zu stellen. Van Heffen-Oude Vrielink und Dorbeck-Jung (2003) schlussfolgern, dass das Einbeziehen der repräsentierenden Organisationen dazu geführt hat, dass Normen, die unter den Ärzten schon lange konsent waren formalisiert wurden. Das heißt, die Patientenrechte sind nicht mehr und nicht weniger als eine (erneute) Kodifizierung der Professionsethik. Diese Ethik wird durch Recht ersetzt, weil man (vielleicht zu recht) der Ärzteschaft nicht mehr glaubt dieser zu folgen. Implizite Rechte und Gesetze sind aber anders als explizites Recht, da ersteres Fallangemessen und der Form nach befolgt wird, letzteres hingegen hölzern und standardisiert.

Auch die Juristen sind unzufrieden: Die Ärzte kennen noch immer nicht genau die Rechte ihrer Patienten, die Krankenakten werden noch immer nicht überall sorgfältig aufgehoben und die Ärzte nehmen eben diese immer noch mit nach Hause. Und die Patienten, um deren Recht es hier eigentlich geht? Auch die bemängeln die Umsetzung von der Theorie in die Praxis. Wie kann man denn den besten Doktor aussuchen, wenn man die Kriterien einer solchen Selektion gar nicht kennt? Warum ist der Zugang zum Elektronischen Patienten Dossier (EPG) noch nicht geregelt und wann wird es möglich, dass der Patient seine eigenen Erfahrungen und Bemerkungen hinzufügen kann? Die Beschwerderegelungen im Gesundheitssystem sind zu divers und undurchsichtig (NPCF, 2004). Andere klagen, dass die Ärzte eine defensive Haltung einnehmen, dass das Misstrauen vom Arzt zum Patienten gewachsen ist: Die Ärzte halten sich zurück wenn es um wohlgemeinte Ratschläge geht und 'verlassen' den Patienten bei wichtigen Entscheidungen. Eigentlich, so schrieb vor einigen Monaten die Soziologin und Politikerin Evelien Tonkens in ihrem aufsehenerregendem Buch 'Mondige burgers, getemde professionals' (Mündige Bürger, gezähmte Profis), wollen sie ihren alten, professionellen Arzt wieder zurück haben, der paternalistisch den Gesundheitszustand überwacht und wenn nötig mit erhobenem Zeigefinger mahnt. Ihres Erachtens muss der Patient vor dem Paternalismus weniger Angst haben wie vor einem schlechten Dialog mit dem Arzt. Nicht die Nachfrage - also der Markt – muss die medizinische Versorgung steuern sondern der demokratische Dialog (Zorgwelzijn, 2004). Das Buch ist in den Niederlanden aus zwei Gründen wie eine Bombe eingeschlagen. Erstens weil es wirklich gut - also verständlich – geschrieben ist und zweitens weil Tonkens der grün-linken Fraktion angehört, von der man gerade kein Plädoyer für (neo-)Paternalismus erwartet. Der Staat hält sich bisher, was direkte Maßnahmen betrifft, zurück, aber hinter den Kulissen hat man ganz nach niederländischer Polder- oder Konsensusart einen großen Ausschuss formiert und dieser untersucht wie man das Patientengesetz besser implementieren kann. Die Gruppe der Beteiligten wurde diesmal sogar ausgebreitet: Nicht nur die Ärzte und der Patienten-Dachverband wurden aufgefordert sich über die Möglichkeiten einer besseren Umsetzung auszutauschen, sondern auch die Krankenkassen, Krankenhäuser und überhaupt alle relevanten Instanzen. Ob diese Vielfalt an Perspektiven und Interessen tatsächlich zu einer optimaleren Lösung beiträgt, bleibt fraglich.

Resümee und Diskussion

Die Niederländer haben keine Kosten und Mühe gescheut um dem alten Ruf nach Patientenmitbestimmung Folge zu leisten. Der Gedanke, dass die Nachbarn hinsichtlich der institutionellen Emanzipation und Aufklärung des Patienten eine Vorreiterrolle einnehmen - ähnlich wie bei dem Phänomen der Zeitarbeit – wird nicht entkräftet aber auch nicht bekräftigt. Die Frage ‘was das nun alles gebracht hat’, lässt sich wie beim genannten arbeitsmarkt-politischem Vorbild weniger einfach beantworten. Das Personen Gebundene Budget (PGB) hat bis jetzt eine - wenn auch bescheidene - Auswirkung und die vielen gesetzlichen Neuerungen sind nicht ohne Effekt geblieben. Trotzdem ergibt sich die Frage, ob wir uns nicht auf dem Holzweg befinden. In diese Richtung weißt schon das PGB, da es nur eine beschränkte Wirkung hat, die kaum in den Raum der medizinischen Versorgung im engeren Sinne hineinreicht. Außerdem befürchtet die NPCF, dass das Personen Gebundene Budget (vielleicht gerade deshalb) eingeschränkt wird. Noch viel mehr gibt zu denken, dass das Patientengesetz keinen der Akteure zufrieden stellt und unser Grübeln verstärkt sich weiter, wenn die Politik in Den Haag glaubt, mit großen Kommissionen Licht ins Dunkel des Paragraphenschungels zu bringen. Warum soviel Skepsis bei solchen guten Intentionen? Weil wir glauben, dass die Probleme der Praxis andere sind, Probleme die nicht institutionell lösbar sind. Der Kern der ganzen Sache ist, dass der Professionelle, also der Arzt etwas weiß und etwas kann das die Patienten – und eben nicht der Kunde - nur beschränkt auf Angemessenheit und Qualität beurteilen können. Dennoch brauchen sie professionelle Hilfe, wenn sie krank sind oder sich über den Stand ihrer Gesundheit informieren wollen. Der Patient ist also abhängig in mehr als einer Hinsicht. Darum ist es grundsätzlich falsch den Arzt als (marktförmigen) Dienstleister und den Patienten als Kunden zu begreifen.

Dass der Markt an sich und ganz besonders auch in dieser Konstellation - mit der Partei 'Patienten', die durch ihre Informationsdefizite nur bedingt rational entscheiden kann - sich nicht selbst regulieren kann, ist keine neue Erkenntnis. Echte Mitbestimmung im Sinne des Patienten kann nur dann garantiert werden, wenn eben diese im Stande sind sich gut und vollständig im Dschungel der medizinischen Möglichkeiten, Paragraphen und Regelungen zurechtzufinden. Bestimmt, es gibt privilegierte Gruppen, wie die Leser dieses Beitrags, die von der niederländischen Gesundheitsreform profitieren könnten. Der Staat wird immer mehr Zuschauer und scheint von einem assertiven und aktiven Bürger auszugehen, der den Gesundheitsmarkt betritt. Was uns aber Sorgen macht ist ein substanzieller Teil der Bevölkerung – die Digibeten oder weniger Internet-Kompetenten, die Analphabeten, weniger ausgebildeten und ausländischen Mitbürger - der weniger forsch sich die benötigte Materie eigen machen kann. Darum stellt sich die Frage ob der Bereich Gesundheitswesen nicht eine Schutzzone vor dem Recht des Stärksten - also eben demjenigen mit der größten verbalen und schriftlichen Kompetenz sein sollte. Das Demokratisierungs- ideal von einer gleichberechtigten partnerschaftlichen Beziehung zwischen Bürger und Professionellem ist im heutigen Gesundheitsmarkt nur denjenigen vorbehalten, die diese Grundvoraussetzungen erfüllen. Das Gros bleibt auf der Strecke. Die gesetzlichen Maßnahmen entstanden in einer Zeit in der der Sozialstaat noch voll lebendig war und eine schützende Decke über seine Bürger legte. Vielleicht hätte man damals das Problem der Asymmetrie, der Ungleichheit lösen können. Dazu kommt noch das folgende Problem: Wer interessiert sich denn überhaupt für Patientenrechte außer den Professionellen, der Patienteninteressensvertretung und den Arbeitskräften im Gesundheitswesen? Der Bürger an sich doch eigentlich erst wenn es im Prinzip zu spät ist, wenn Krankheit Kompetenzen in diesem Bereich wichtig macht und dann hat man, abhängig von der Schwere der Erkrankung, wahrlich andere Sachen am Kopf.

Außerdem stellt sich die Frage wann und wie denn die Mitbestimmung einsetzen soll. Bei der Beantwortung beider Fragen können wir etwas aus der Literatur zur betrieblichen Mitbestimmung lernen. Mit dem Unterschied: Der Patient hat was das betrifft mehr und tiefgreifendere individuelle oder direkte Rechte und das macht die Sache nicht einfacher.

Erstens (die Wann-Frage) wissen wir, dass die Mitbestimmung, wenn das Pferd schon geschlachtet ist, also wenn der Mitarbeiter aus verschiedenen, vorgegebenen Möglichkeiten wählen kann ohne eben an der Grundsatzdiskussion über diesen 'Maßnahmenkatalog' beteiligt zu werden, weitaus negativer beurteilt wird (Ramsay, 1991). Mit anderen Worten: 'Zuhören' verdient die Prävalenz vor 'Ankreuzen'. Genau in dieser Richtung kritisiert die NPCF das heutige Zustandkommen der Pläne im Gesundheitswesen und wird in dieser Meinung durch den Rapport 'Gepaste Zorg' (Passende Pflege, 2004) unterstützt: Wenn es um die Maßnahmen und die Planung geht, dann ist der Patient das Schlussstück: Der Patient hat wenig Einfluss auf die Art der Pflege und damit auch nicht auf die Kostenverteilung im Gesundheitswesen (NPCF, 2004). Soviel zum institutionellen wann. Wenn es um den einzelnen Patienten geht, ist das niederländische Gesetz deutlich: Vom ersten Kontakt an. Wie aber muss sich dieser Kontakt gestalten um den Patienten zu Mit- und Selbstbestimmung anzuregen? Durch das Verteilen von Broschüren zu diesem Thema? Die Beantwortung dieser Fragen bleibt uns das Patientenrecht schuldig. Es sind aber essentielle Probleme die nur bedingt institutionell lösbar sind.

Die Einladung zur Mitbestimmung geschieht unseres Erachtens nicht per Gesetz und Prospekt sondern im menschlichen Miteinander, in der Kommunikation. Und hiermit sind wir bei Habermas der schon vor einigen Jahren das Problem vom souveränen Patienten im richtigen Rahmen plaziert hat. Dass nämlich Gesundheit und Krankheit aus der Lebenswelt geholt werden und in eine abstrahierte, abstrakte und damit dehumanisierte Welt hineingepresst werden. Aber das Gesundheitswesen wird dabei genau wie jede andere abstrakte Organisation personifiziert (Levinson, 1965). Ärzte, Krankenpfleger und –schwestern und alle anderen Berufskräfte in dieser Sparte 'leben' dieses Wesen und

'zeigen' dem Bürger was von der staatlichen Floskel vom mündigen Patienten in der Praxis übrig bleibt.
Das bedeutet nicht nur, dass auf den Schultern dieser Kräfte eine schwere gesellschaftliche Aufgabe ruht. Vielmehr stellt sich die Frage, ob die Legislative und die ausbildenden Instanzen die Professionellen für diese Aufgabe ausgerüstet haben. Dass diese gerüstet sein müssen, zeigt eine niederländische Untersuchung unter 400 Krankenpflegern und -schwestern zum Thema 'mündige Patienten'. Die Mehrheit der Befragten ist sich einig, dass Patienten in den letzten fünf Jahren tatsächlich mündiger geworden sind (78%) und die meisten empfinden das auch als positiv. Patienten verhalten sich gleichwertiger wenn es um Entscheidungen geht, sie stellen mehr fragen, sind selbstbewusster, berufen sich öfters auf ihre Rechte und sind besser informiert. Aber die Professionellen sind sich auch einig, dass souveräne Patienten andere Fähigkeiten auf den Prüfstein stellen. 86 Prozent der Befragten meinen, dass Verhandlungsgeschick und das Aufzeigen von Grenzen wichtiger geworden sind, 81 Prozent finden eine offene Haltung zum Patienten und den Angehörigen wichtiger und 78 Prozent gestehen sich ein, dass die eigene Mündigkeit beim Umgang mit 'den neuen Kranken' extra wichtig ist. Zusammengefasst: Kommunikative Kompetenzen werden zu Kernkompetenzen. Leider beantwortet die Studie nicht, inwieweit die Befragten finden, dass diese Fähigkeiten dem selbstbewussten Patienten entsprechen. Die Frage nach der Notwendigkeit einer solchen Weiterbildung können wir dann auch nicht direkt beantworten (De Veer, Francke & Poortvliet, 2004). Wir wissen aber aus den Niederlanden, dass im Ausbildungscurriculum sowohl von Ärzten als auch Pflegenden, kommunikativen Kompetenzen keine Priorität zukommt. Außerdem ist die Frage nach der Zeit für Kommunikation eine wichtige, denn wie kann man Gespräche im Dienste der Emanzipation führen, wann man den Sturm der Effizienz im Nacken fühlt? Gut Ding braucht eben Weile. Auf jeden Fall sollte man in diesem Rahmen die Kommunikation noch mal genauer unter die Lupe nehmen. Unter welche Lupe? Welcher Art der Kommunikation verdient in diesem Zusammenhang das Prädikat 'gut'? Die NPCF hat die Methode 2- und 3 Gespräch entwickelt und meint damit die Formel gefunden zu

haben. Wie man die Methodik auch nennt, was man auch lehrt, die Kommunikation zwischen Professionellen und Patienten sollte gewisse Grundvoraussetzungen haben, will man die bedingte Selbstbestimmung des Patienten fördern, Mitbestimmung anregen. Diese Vorraussetzungen können wir wie folgt formulieren:

- Wir meinen, dass die Kompetenz oder besser die Vorbildfunktion beim Professionellen liegen muss. Er oder sie fördert durch adäquates Verhalten, die Aufklärung des Patienten und trägt damit zur Emanzipation bei. Vom Hilfesuchenden kann man durch Informationsdefizite nur bedingt professionelle Kommunikation erwarten.

- Professionelle können nicht nicht kommunizieren. Kommunikation fängt nicht beim gesprochenen Wort an sondern im nonverbalen Bereich. Circa 50 Prozent unserer Kommunikation ist nonverbal (Argyle, 1981). Das heißt, dass Mimik, Gestik, Augenkontakt, Körperhaltung, Kleidung u.s.w., mindestens genauso wichtig sind wie Worte. Stärker: Sind verbale und nonverbale Kommunikation nicht im Einklang, wird die erstgenannte unglaubhaft. Demzufolge charakterisiert der autoritäre, bevormundende Arzt sich nicht nur durch das was er sagt sondern wie er es sagt und die 'Begleiterscheinungen' des Gesagten. Übrigens: die Kommunikation fängt nicht erst im Behandlungszimmer an. Oder wie würden Sie es beurteilen wenn ein Arzt beim Durchkreuzen des Wartezimmers wenig Interesse an Kontaktaufnahme zeigt (d.h. z.B. keinen Augenkontakt, keine Begrüßung), würde so ein Verhalten zur Kommunikation einladen?

- Kommunikation muss so gestaltet werden, dass Patienten sich nicht als Objekt sondern als Subjekt empfinden. Objekt ist die Krankheit und der Patient - das Subjekt – soll, wenn möglich, in die Diagnostik und die Therapie mit einbezogen werden oder diese zumindest verständlich gemacht werden. Um den Patienten zum wechselseitigen Austausch einzuladen, muss der Hilfeleister Würde, Respekt und Ehrlichkeit vermitteln. Wie das aussehen könnte zeigt das folgende Zitat aus dem Buch '*Ich bin doch nicht verrückt*': "*Geholfen haben Fred in den ersten Psychatrie-Tagen vor allem die Gespräche mit Herrn Mahlow, dem behandelnden Arzt. Er hörte zu, ließ sich Freds Überlegungen schildern, versuchte sich in Freds Logik hineinzuversetzen, dessen Gedanken nachzuvollziehen. Er behandelte ihn als Menschen (S. 55).*"

Literatur

Argyle, M. (1981). *Social skills and work*. London: Methuen.

Heffen-Oude Vrielink, M. & B. Dorbeck-Jung (2003). Zelfregulering en de wijze waarop artsen omgaan met medische dossiers, in H. Weyers & J. Stamhuis, *Zelfregulering*, Den Haag: 2003: Elsevier: 148-176.

Levinson, H. (1965). Reciprocation: the relationship between man and organization, *Administrative Science Quarterly*, 9: 370-390.

Nederlandse Patienten Consumenten Federatie (NPCF, 2004). Hoe gaat het met de patient?, *NPCF*, september.

Ramsay, H. (1991). Reinventing the wheel? A review of the development and performance of employee involvement, *Human Resource Management Journal*, 1 (4): 1-22.

Stark, F.-M. & F. Bremer & I. Esterer (Hg., 2000). *Ich bin doch nicht verrückt. Erste Konfrontationen mit psychischer Krise und Erkrankung*. Bonn: Psychiatrie-Verlag.

Tonkens, E. (2003). *Mondige burgers, getemde professionals. Marktwerking, vraagsturing en professionaliteit in de publieke sector*. Utrecht: NIZW.

Veer, A.J.E. de & A.L. Francke & E.-P. Poortvliet (2004). Mondige cliënten vereisen andere bekwaamheden, *Tijdschrift voor Verpleegkundigen*, 9: 32-33.

Zorgwelzijn (2004). Marktdenken roept slechtste in beiden op. Evelien Tonkens over getemde professionals en mondige burgers. http://www.zorgwelzijn.nl/artikelen/tonkens.htm.

Patientenorientierung: mehr als ein Schlagwort?

Stand der Forschung und Visionen

Norbert Schmacke

Wenn man die Frage aufwirft, wie es um die wissenschaftliche Begründung für eine stärkere Patientenorientierung in der medizinischen Versorgung aussieht, so muss sicher voran gestellt werden, dass es aus humanistischer Perspektive zunächst einmal selbstverständlich sein sollte, dass alle Patientinnen und Patienten einen Anspruch auf Respekt, Zuwendung, Empathie, Information und Partizipation haben. Nachfolgend geht es insoweit aus Sicht der Forschung um die Beantwortung zweier Fragen:

- Lässt sich der humanistische Anspruch auf eine stärkere Patientenorientierung in der Versorgung durch Forschungsergebnisse unterstützen?
- Wo und warum brechen sich Anspruch und Realität bei den Bemühungen um eine patientenzentrierte Medizin?

Hierfür werden drei Forschungsstränge vorgestellt.

1. Patientenzufriedenheit

Harvey Picker, damals Leiter eines großen Medizingeräte-Herstellers, finanzierte ab 1987 ein Forschungsprojekt, welches der Frage nachgehen sollte, welche Elemente der medizinischen Versorgung im stationären Bereich den Patienten auf Grund ihrer dort gemachten Erfahrungen am wichtigsten erscheinen. Motivation für diese Stiftung waren bestimmte negative Erfahrungen, die seine Frau Jean und er – trotz ihrer hoch privilegierten Stellung – mit dem Versorgungssystem gemacht hatten. Den Auftrag erhielten Wissenschaftler des Beth Israel Deaconess Medical Center und der Harvard Medical School. Die Arbeit resultierte in dem inzwischen breit eingesetzten Picker-Fragebogen zur Patientenzufriedenheit[6], aber sie begann mit einer Vielzahl von Interviews und Focusgruppen, mit Hilfe deren Interpretation im Laufe der Zeit eine Reihe von zentralen Dimensionen für gute medizinische Versorgung aus Patientensicht herausgefiltert wurden. Der Forschungsprozess ist in dem nach wie vor wichtigen Buch mit dem Titel „Through the Patient's Eyes" nachzulesen[7] Es konnte gezeigt werden, dass „erlebte" Zufriedenheit vor allem in folgenden Bereichen entsteht:

- Patienten bewerten die Leichtigkeit des Zugangs zur Versorgung und Kontinuität der Behandlung
- Patienten registrieren die Qualität in den Überleitungsprozessen
- Patienten registrieren, ob sie als Individuum oder als „Fall" behandelt werden
- Patienten bewerten, ob sie ausführlich genug und sprachlich angemessen informiert werden
- Patienten rechnen darauf, dass sie keine unnötigen Schmerzen und Beeinträchtigungen erleiden

---

6 http://www.pickerinstitute.org/pickersurvey.htm

7 Gerteis M, Edgman-Levitan S, Daley J, Delbanco T (eds). Through the Patient's Eyes. Understanding and Promoting Patient-Centered Care. Jossey-Bass Publishers, San Francisco 1993

- Patienten erwarten emotionale Zuwendung und Unterstützung und setzen darauf, dass ihre Familien und Freunde angemessen eingebunden werden.

Man ist versucht zu sagen: das versteht sich doch alles von selbst. Der Einsatz des hieraus abgeleiteten Fragebogens zeigt aber auf, dass Patienten konstant Mängel in diesen Bereichen beklagen, ohne deshalb etwa zu pauschalen Kritikern der Medizin zu werden.

2. Patienteninformationen

Für den National Health Service in England und Wales wurde 1992 in einer Patientencharta festgelegt, dass alle Bürgerinnen und Bürger einen Anspruch darauf haben, über die ihnen vorgeschlagene Behandlung angemessen aufgeklärt zu werden, einschließlich wichtiger Risiken und Alternativen. Für Schottland war ein Jahr zuvor in einer vergleichbaren Patientencharta formuliert worden, dass Patienten berechtigt sind, so weit es praktikabel sei, in alle Entscheidungen über die Behandlung und denkbaren Alternativen eingebunden zu werden[8]. Eine Arbeitsgruppe um Angela Coulter übernahm danach die Aufgabe, Kriterien zu entwickeln, die für die Bewertung der Qualität von Patienteninformationen aussagekräftig sind – eine offenkundig notwendige Arbeit, da Patienten in einer Flut von unterschiedlichsten und häufig völlig undurchsichtigen Informationen ertrinken können. Der Prozess dieser richtungsweisenden Forschung und ihre Ergebnisse sind ausführlich beschrieben worden[i], hier müssen einige Hinweise genügen, welche Gesichtspunkte für unabdingbar gehalten wurden, um hohe Qualität von Patienteninformationen zu erzeugen:

- Die durchgängige Beteiligung von Patienten an der Erstellung von Informationsmaterialen – beginnend mit der Analyse, welche Fragen Patienten zu einem konkreten Thema haben, und endend mit

---

[8] http://www.dh.gov.uk/Home/fs/en; http://www.pfc.org.uk/medical/pchrt-e1.htm

der Analyse, ob die zur Verfügung gestellten Materialien in einer konkreten Situation tatsächlich als hilfreich erlebt werden – weitergehend: den Gesundungsprozess fördern.

- Die vollständige Transparenz der hinterlegten Materialien und deren interne Qualität
- Die Darlegung von Stärken und Schwächen der besprochenen Untersuchungs- und Behandlungsverfahren
- Die Eröffnung möglicher Alternativen in der Behandlung der besprochenen Erkrankungen und Beschwerdebilder

Die Forschergruppe betonte abschließend etwas ganz Entscheidendes: das professionelle System muss in all diese Prozesse eingebunden werden, seine Unterstützung für den eingeschlagenen Weg wie die Verbreitung der erstellten Materialien wird als wichtige Voraussetzung für das Gelingen des Gesamtprojekts betrachtet.

3. Nutzen der Patientenorientierung

Gute Patienteninformationen müssen sich letztlich wohl daran messen lassen, ob sie die Chancen der Patienten für eine angemessene Behandlung verbessern und einen positiven Einfluss auf den Krankheitsverlauf haben. Bei dieser Einschätzung wird nicht verkannt, dass es auch künftig vermutlich Menschen geben wird, die sich primär auf die Informationen der sie behandelnden Ärzte verlassen wollen oder die zwar an neutralen zusätzlichen Informationen interessiert sind, die Behandlung aber vollständig in die Hände ihrer Ärzte legen möchten. Gleichwohl stellt sich die Frage, wie der heutige Wissensstand zu einer patientenzentrierten Medizin aussieht, welche nun sicher mehr umfasst als gute Patienteninformationen, da die Kommunikation zwischen Ärzten und Patienten mehr ist als „reiner" Informationsaustausch. Eine Arbeitsgruppe um Moira Stewart[9] untersucht seit vielen Jahren, wie eine patientenzentrierte Medizin gefördert werden kann und welche Effekte der

---

9 Stewart M et al. Patient-Centered Medicine. Transforming the Clinical Method. Radcliffe Medical Press, Abingdon 2003

Grad der Patientenzentrierung auf die Behandlungsergebnisse hat. In dem genannten Buch hat die Arbeitsgruppe die zur Verfügung stehende Literatur zu diesen Fragen herausgesucht und bewertet. Dabei zeigt sich, dass das Thema „Patientenzentrierung" gleichermaßen für die Ärzteschaft wie die Patienten hoch relevant ist. Studien haben sich aus unter-schiedlichen Perspektiven mit der Frage beschäftigt, ob das Ausmaß an Patientenzentrierung einen Einfluss hat auf:

- die Häufigkeit von Kunstfehlerverfahren
- den Zeitbedarf im Behandlungsprozess
- die Zufriedenheit der Patienten
- die Zufriedenheit der Ärzte
- die Therapietreue
- und last not least den Krankheitsverlauf.

Die Autorinnen schlussfolgern: man kann heute bereits sagen, dass Patientenzentrierung in hohem Maße nutzenstiftend wirkt – auch wenn noch nicht alle Zielpunkte der einschlägigen Studien mit der wünschenswerten hohen methodischen Qualität (i.d.R. prospektive randomisierte kontrollierte Studien, RCTs) beforscht worden sind (s. Abbildung).

Visionen

Wer versucht, Visionen für eine stärkere Patientenorientierung zu formulieren, sollte zunächst überlegen, auf welchem Gelände er sich bewegt. Der Duden definiert Visionen als „Gesichts- oder Sinnestäuschung", „optische Halluzination" und „übernatürliche Erscheinung als religiöse Erfahrung". Weniger problematisch aber auch: „Jemandes Vorstellung, besonders in Bezug auf die Zukunft entworfenes Bild". Mir gefällt eine englische Definition besonders gut: „A vision is a dream with a deadline". Das heißt, alle Zukunftsentwürfe müssen sich an Ergebnissen und Zwischenergebnissen messen lassen, wenn man nicht in Endlosschleifen von Erwartungen und Enttäuschungen enden will. Welche Felder gilt es, in den nächsten Jahren intensiver zu bearbeiten, um dem scheinbar selbstverständlichen Ziel einer größeren Patientenorientierung näher zu kommen.

1. Aus-, Fort- und Weiterbildung: dies bleiben gewissermaßen Klassiker für alle Versuche, den Patienten mit seinen Bedürfnissen stärker wahrzunehmen. Ein optimistisch stimmender Ansatz ist darin zu sehen, dass eine Reihe von medizinischen Fakultäten inzwischen Lehrpatienten einsetzen, um die Studierenden vom ersten Tag an mit den „Problemen" von Patienten zu konfrontieren und nicht – wie sonst üblich – mit abstraktem Wissen oder – horribile dictu – mit dem Sezieren von Leichen.
2. Aufhebung des Informationsgefälles: es ist ebenfalls ermutigend, dass inzwischen breit akzeptiert ist, dass Patienten besser in die Lage versetzt werden müssen, die Denkweise und Empfehlungen der Ärzteschaft und anderer Heilberufe zu verstehen. Das neu geschaffene Institut für Qualität und Wirtschaftlichkeit im Gesundheitswesen ist beauftragt, verständliche und evidenzbasierte Informationen für die Öffentlichkeit zu Gesundheitsfragen zu erarbeiten. Große Hoffnungen werden in das Internet gesetzt, wobei kritisch anzumerken ist, dass es wohl ein weiter Weg ist, bis für Nutzer des Internet deutlich ist, welchen dort eingestellten Informationen sie am Ende vertrauen dürfen.
3. Auswertung von Patientenerfahrungen: Dies war der Beginn des Picker-Fragebogens, und Instrumente zur Ermittlung der Patientenzufriedenheit werden heute schrittweise im System eingeführt. Dabei wird darauf zu achten sein, dass tatsächlich relevante Erfahrungen und nicht rein marketing-gesteuerte Befragungen im Zentrum der Aufmerksamkeit stehen – und dass Wege gefunden werden, positive wie negative Patientenberichte auch für die Praxis fruchtbar zu machen.
4. Die Verwandlung der Medizin zu einer lernenden Organisation: das ist nun wirklich fast noch eine weltfremde Vision, aber immerhin gibt es – inzwischen mehrfach ausgezeichnete – Ansätze, systematisch aus Fehlern zu lernenii. Da Irren menschlich ist, liegt das Konzept der lernenden Organisation „eigentlich" auf der Hand. Aber die Ängste der Praktiker sind nach wie vor sehr groß, dass ein

souveränerer Umgang mit den eigenen Fehlern und Beinahefehlern als Schwäche ausgelegt werden und Anlass zu straf- wie zivilrechtlicher Belangung bieten könnte.

5. Die Stärkung der Versorgungsforschung: es wäre wünschenswert, im Rahmen der Gesundheitsforschung mehr in Ansätze zu investieren, die danach fragen, was den Unterschied zwischen guter und nicht so guter Versorgung ausmacht. Das ist, mit einfachen Worten formuliert, die Mission der Gesundheitsversorgungsforschung, die im Vergleich zur biomedizinischen Grundlagenforschung und zur Ausstattung der klinischen Studien noch ein kümmerliches Dasein fristet.

Einfache Antworten gibt es nicht

Bei einem Blick auf die Ausgangsfrage muss gesagt werden, dass vielleicht tatsächlich „Patientenorientierung" häufig ein Schlagwort bleibt. Das liegt nicht nur daran, dass manche den Begriff zwar gern in Sonntagsreden führen, aber nicht wirklich davon überzeugt sind, dass eine entsprechende Stärkung der Patientenperspektive notwendig ist. Es liegt auch daran, dass selbst bei allerbester Absicht der Akteure eine Reihe von Widerständen zu überwinden sind, von denen abschließend drei genannt werden sollen:

1. Die Rahmenbedingungen der Versorgung können auch gut gemacht Ansätze von stärkerer Patientenorientierung sehr erschweren. Dies gilt für materielle Engpässe ebenso wie für die Kommunikationskultur in Institutionen. Wenn Mitarbeiter aus unterschiedlichsten Gründen deutlich überfordert werden und wenn eine offene Atmosphäre nicht gewünscht wird, geraten Patienteninteressen leicht aus dem Blickfeld.
2. Wer in größere Patientenorientierung „investiert", ist auch Antworten schuldig, welche Resultate diese Anstrengungen hervorbringen. Dies gilt beispielsweise für die immer häufiger eingesetzten Patientenbefragungen. Es ist unschwer abzusehen, dass sie ihre

Attraktivität verlieren werden, wenn nicht deutlich gemacht wird, welche Konsequenzen aus den Erhebungen gezogen werden.

3. Patientensouveränität und professionelle Verantwortung bleiben auch künftig in einem unauflösbaren Spannungsfeld, sind – weniger dramatisch formuliert – nicht immer identisch. Patientenorientierung bedeutet ja auch nicht, dass Ärzte und die Heilberufe generell schlicht das tun müssen, was Patienten wollen. Es bedeutet vielmehr die Erhöhung der Aufmerksamkeit für die Sicht von Patienten und die aktive Auseinandersetzung mit ihren Vorstellungen und Präferenzen. Das Beispiel der so genannten Wunsch-Sektio könnte geeignet sein, die Schwierigkeiten dieses Wechselverhältnisses einmal anders zu beleuchten als dies gewöhnlich der Fall ist – hier scheint sich nämlich im Gegensatz zu vielen anderen Behandlungsbereichen auf einmal der Wunsch der Betroffenen ungehindert durchzusetzen. Es würde sich lohnen, diese besondere Situation ausführlicher zu beleuchten.

Patientenorientierung ist mehr als ein Schlagwort, es ist ein Gebot der Humanität und zugleich eine Chance der Verbesserung der Ergebnisse medizinischer Behandlung. Wenn Forschung dazu beitragen kann, diese Erkenntnis durch weitere gute Studien zu verbreitern und für ihre Akzeptanz im professionellen Bereich zu sorgen, könnte aus einer Vision ein unverzichtbares Qualitätsmerkmal werden. Die Schaffung des neuen Instituts für Qualität und Wirtschaftlichkeit im Gesundheitswesen durch die letzte Gesundheitsreform lässt hoffen, dass die Anfang der 90er Jahre im Vereinigten Königreich von den dortigen Regierungen eingeleitete Orientierung auf verlässliche Patienteninformationen als eines unverzichtbaren Bausteins für die Patientenorientierung in der Versorgung auch in Deutschland die verdiente Aufmerksamkeit erhält.

Patientenschulung - eine Bestandsaufnahme

Ulrike de Vries & Franz Petermann

1. Begriffsverwendung

Eine chronische Erkrankung stellt hohe Anforderungen an den Patienten und es wird eine aktive Mitwirkung und ein Krankheitsmanagement von ihm erwartet. Mittlerweile gilt als gesichert, dass Maßnahmen wie Patientenschulungs- und Trainingsprogramme die Ergebnisse der medizinischen Therapie und das Wohlbefinden der Patienten klinisch bedeutsam verbessern können und eine Unterstützung in der Bewältigung der Erkrankung darstellen. Patientenschulungsmaßnahmen haben in der ambulanten und stationären Behandlung chronisch Kranker einen hohen Stellenwert innerhalb der Therapiegestaltung, was sich in der Berücksichtigung dieses Therapieelements in führenden Leitlinien und Behandlungsempfehlungen der Fachgesellschaften und Kostenträger zeigt. Der Begriff „Patientenschulung" wird meist unscharf verwendet. Häufig werden Behandlungselemente, wie zum Beispiel Gesundheitsvorträge, sporttherapeutische Maßnahmen und Gesundheitsförderungsprogramme, unter der Bezeichnung „Patientenschulung" angeboten. In Übereinstimmung mit zahlreichen Empfehlungen und Leitlinien zur Durchführung von Patientenschulungen der Fachgesellschaften und an der Entwicklung beteiligter Organisationen kann unter Patientenschulung der Einsatz von wissenschaftlich überprüften und strukturierten Schulungsprogrammen verstanden werden, die den Patienten darin unterstützen sollen, die vielfältigen Anforderungen im Kontext einer chronischen Krankheit besser zu bewältigen. Traditionell bezieht sich dieser Ansatz auf körperliche Krankheiten (aus dem Bereich der Kinderheilkunde und der Inneren Medizin), die einen chronischen Verlauf aufweisen. Der Ausdruck „Schulung" steht dabei für ein strukturiertes Vorgehen, das in der Regel in Patientengruppen unter Heranziehung von vorbereiteten Schulungsmaterialien und Verhaltensübungen durchgeführt wird (vgl. Petermann, 1997). Häufig spricht man in diesem Zusammenhang auch von Patientenverhaltenstrainings. Durch diese Wortwahl soll verdeutlicht werden, dass man mit dieser Vorgehensweisen vor allem krankheitsrelevante Fähigkeiten und Fertigkeiten praxisnah vermitteln und einüben möchte (z. B. Durchführung von Blutzuckerkontrollen beim Diabetes mellitus, Messung des Peak-flow-Wertes bei Asthma bronchiale).

2. Diabetes- und Asthmaschulung als Vorreiter

In Deutschland werden seit knapp 25 Jahren Maßnahmen zur Patientenschulung durchgeführt. In der Regel spricht man dabei von Schulungsprogrammen, die verschiedene Angebote zur Optimierung der Krankheitsbewältigung (z.B. Informationen zu Medikamenten, Ernährung und Bewegung, Notfallmanagement) zu einem Paket zusammenfassen. Der Schulungsgedanke wurde zuerst Mitte der siebziger Jahre im Rahmen der Diabetikerbetreuung formuliert. Die zweite große Patientengruppe, die vor allem in den 90er Jahren in Deutschland im öffentlichen Interesse stand, waren Kinder, Jugendliche und Erwachsene mit der Diagnose Asthma bronchiale. Für die so genannten Asthmaschulungen existieren bis heute besonders vielfältige Initiativen.
Die frühen Ansätze zur Schulung verfolgten vor allem das Ziel, Patienten durch differenziertes Wissen „kompetenter" zu machen. Mehr Wissen über die Krankheit und ihre Behandlung sollte neues Krankheitsverhalten ermöglichen. Auf diese Weise wird der Patient in die Lage versetzt, sich zu aktivieren und mehr Eigenverantwortung für die Bewältigung seiner Krankheit zu übernehmen. Global sollen auf diese

Weise die Patienten-Compliance verbessert, die Lebensqualität des Patienten erhöht und die Kosten im Gesundheitswesen reduziert werden.
In den letzten Jahren wurden durch Ergebnisse aus Effektivitätsstudien die durch Patientenschulung erreichbaren Ziele weiter differenziert. Hinzu kam ein neues Verständnis der Patientenrolle; der Patient wurde mehr und mehr aktiv in die Therapiegestaltung einbezogen. Eine Übersicht über diese Ziele gibt Kasten 1. Diese noch sehr allgemeinen Ziele müssen für jede chronische Krankheit getrennt in konkrete Schulungsinhalte umgesetzt werden. Eine solche Konkretisierung erfolgte durch so genannte Konsensuskonferenzen, die in der Regel unter Federführung der jeweiligen medizinischen Fachgesellschaften realisiert wurden.

Kasten 1: Wichtige Ziele der Patientenschulung.

1. Vermittlung von Krankheits- und Behandlungswissen
2. Verbesserung der Körperwahrnehmung (bezogen auf Vorboten, Symptome und Behandlungseffekte)
3. Einübung von Fertigkeiten zum Selbstmanagement
4. Aufbau einer langfristigen Motivation zur Risikovermeidung und Lebensstiländerung
5. Unterstützung bei der Bewältigung psychosozialer Belastungen (vor allem Ängste, Depression)
6. Erhöhung der Lebensqualität
7. Reduktion von Krankheitskosten
8. Verbesserter Einbezug, eventuell Entlastung von Bezugspersonen des Patienten
9. Verbesserung des Krankheitsverlaufs

Die ersten Schulungsprogramme beschränkten sich darauf, lediglich Krankheits- und Behandlungswissen zu vermitteln. Zweifellos bilden solche Bemühungen eine wesentliche Voraussetzung für den Erfolg der Maßnahmen. Auf diese Weise werden Patienten in die Lage versetzt, ihre Krankheit (z.B. Vorboten einer Stoffwechselentgleisung, spezifische Krankheitssymptome) realistischer einzuschätzen und handeln zu können. In der Regel werden die Patienten jedoch erst durch das Einüben von praktischen Fertigkeiten befähigt, aktiv und eigenverantwortlich im Rahmen des Krankheitsmanagements mitzuarbeiten (= Selbstmanagement). Mit einem solchen Patientenverhaltenstraining soll der Patient durch die spürbaren Behandlungserfolge langfristig zur Risikovermeidung und Lebensstiländerung motiviert werden. Effektivitätsstudien belegen, dass sich auf diese Weise psychosoziale Belastungen (Krankheitsfolgen) und Krankheitskosten reduzieren lassen (Albrecht et al., 2000; Volmer, 1997). Ein effektives Selbstmanagement durch den Patienten erhöht die Lebensqualität; zudem wirkt es sich günstig auf den Krankheitsverlauf und die Mortalität aus (vgl. Berger, 1998; Petermann, 1997).

3 Psychologische Grundlagen

Theoretische Konzepte, die vor allem aus der Lern- und Verhaltenspsychologie stammen, werden dazu herangezogen, die Vorgehensweisen der Patientenschulung zu begründen (vgl. Schmidt & Dlugosch, 1997). Aus solchen Konzepten lassen sich Leitlinien ableiten, aufgrund derer das Krankheitsmanagement optimiert werden kann. Eines der zentralen Ziele, das auf diese Weise angestrebt werden soll, bildet die Complianceförderung. Um dieses Ziel zu erreichen, muss man die emotionalen und kognitiven Barrieren des Patienten kennen, die verhindern, dass er ein angemessenes Krankheits- und Behandlungskonzept entwickelt (vgl. Kasten 2). In der Regel basieren solche Konzepte auf subjektiven Vorstellungen und eigenen Krankheits- und Therapieerfahrungen; vielfach werden dadurch die Bemühungen einer langfristigen und eigenverantwortlichen Therapiemitarbeit (Compliance) erschwert.

Kasten 2: Merkmale von Krankheits- und Behandlungskonzepten.

- Krankheitskonzepte beziehen sich auf die Vorstellungen des Patienten über die Krankheitsursachen, die Symptome, das Krankheitsgeschehen und die Krankheitsprognose.
- Behandlungskonzepte resultieren aus den Vermutungen des Patienten über erreichbare Therapieziele (inkl. überzogener Therapieerwartungen), mögliche Therapiewirkungen (inkl. Nebenwirkungen) und die notwendigen Schritte der Therapiedurchführung.

In der Regel bestimmen die aktuelle Lebensqualität des Patienten, seine Vorstellungen über Krankheitsrisiken bzw. -ursachen und erfahrene Krankheitsbelastungen das Krankheitskonzept des Patienten. Dieses Krankheitskonzept beeinflusst auch sein Behandlungskonzept, in das der vermutete Nutzen der medikamentösen Behandlung, die selbst eingeschätzten eigenen Handlungskompetenzen, die real vorliegenden Ressourcen zur Krankheitsbewältigung, das Ausmaß der sozialen Unterstützung und Ähnliches einfließen. Alle krankheits- und behandlungsbezogenen Überzeugungen, Bemühungen und Kompetenzen tragen zu spezifischen Selbstwirksamkeitserfahrungen im Kontext des Krankheitsmanagements bei. Vielfach sind die Wünsche und Überzeugungen des Patienten schlecht mit den Behandlungsanforderungen vereinbar. Diese unangemessenen Krankheits- und Behandlungskonzepte zu differenzieren und den wissenschaftlich begründeten (schulmedizinischen) Erkenntnissen anzunähren, ist eine grundlegende Aufgabe der Patientenschulung.

4. Qualitätsstandards für Schulungen

Schulungsprogramme entwickelten sich über viele Jahre in der klinischen Praxis; hieraus resultierte in manchen Bereichen, zum Beispiel der Asthmaschulung mit Kindern, eine unüberschaubar große Anzahl von Vorgehensweisen, die seit den frühen 90er Jahren schrittweise vereinheitlicht und evaluiert wurden. Diese Bemühungen führten zu einer Standardisierung

- der medizinischen Inhalte,
- der Ausbildung von Trainern (= Train-the-Trainer-Kurse),
- der methodisch-didaktischen Umsetzung der Schulungsinhalte und
- der Evaluation (Qualitätssicherung) der Schulungen.

Jeder Schulung sollte eine gezielte Analyse darüber vorausgehen, was der Patient braucht, bereits weiß und kann und wie motiviert er ist (vgl. Kasten 3). Alle Maßnahmen - ob ambulant oder stationär - sollten von interdisziplinären Schulungsteams angeboten werden, wobei die Teilnahme eines Arztes und eines Diplompsychologen minimal erforderlich ist; zudem muss die pädagogische Kompetenz des Schulungspersonals nachgewiesen werden.

Kasten 3: Qualitätsstandards für Patientenschulungen.

- Einsatz standardisierter und evaluierter Schulungsprogramme
- Gezielte Indikationsstellung (Definition der Zielgruppe, motivationale Voraussetzungen, Schulbarkeit, Schulungsbedarf)
- Train-the-Trainer-Ausbildung der Schuler
- Schulungs-Hospitation als Ausbildungsbestandteil
- Interdisziplinäres Schulungsteam (medizinische, physiotherapeutische, psychologische und pädagogische Kompetenz)
- Koordination zwischen Schulern (inhaltliche Abstimmung und klare Arbeitsteilung, straffe Organisation)
- Umfang der Schulung: mindestens zehn bis 15 Schulungssitzungen
- Optimale Gruppengröße: acht bis zehn Patienten
- Zielgruppenorientierte Vermittlung (weniger Vortragsstil, mehr Dialog und Übungen)
- Einsatz von multimedialen Schulungsmaterialien (Flip-Charts, Schautafeln, Bilder, Videos etc.)
- Geeignete Räumlichkeiten und Ausstattung (Platz für ca. 20 Personen, gute Sichtverhältnisse und Akustik, apparative Ausstattung)
- Langfristige Aufrechterhaltung des Schulungseffekts (Erfolgskontrolle, Nachschulungsangebote etc.)

Der Einsatz von multimedialen Schulungsmaterialien (z. B. Schautafeln, Bilder, Videos) motiviert die Patienten und bewirkt bei ihnen, dass sie die Schulung besser akzeptieren. Zudem werden alle Informationskanäle (Sehen, Hören, Erarbeiten, Erfahren, Üben) genutzt, was das Behalten und insbesondere das Beibehalten neuerlernter Verhaltensweisen optimiert. Jede Schulung setzt geeignete Räumlichkeiten voraus, die entsprechend ausgestattet sein müssen (hinreichende Größe, gute Sichtverhältnisse und Akustik, apparative Ausstattung). Im Rahmen der Qualitätssicherung sind systematische Erfolgskontrollen erforderlich. Des Weiteren ist es nötig, die Schulungsinhalte in bestimm-

ten Zeitabständen wieder „aufzufrischen" und den veränderten Lebensumständen der Patienten anzupassen.
Die Schulungsprogramme müssen differenziert ausgearbeitet vorliegen (in der Regel in Form von Manualen); hierbei greift man auf die von den Fachgesellschaften empfohlenen Schulungsinhalte zurück (vgl. Kasten 3). Neben den Inhalten wird dabei auch deren Abfolge und die Art der Vermittlung vorgegeben.
Der Anspruch moderner verhaltenspsychologisch begründeter Schulungsprogramme ist sehr hoch gesteckt: Sie zielen darauf ab, dass die Inhalte der Schulung

- nicht nur erlernt, sondern auch
- eingeübt,
- im Alltag erprobt und
- langfristig praktiziert

werden müssen. Hierbei üben die Patienten Handlungsweisen ein, mit denen sie den Krankheitszustand eigenständig objektivieren und durch Hilfsmittel die Behandlung optimieren können.

5. Effektivität von Patientenschulungen

Metaanalysen zu den Effekten von Patientenschulung liegen für unterschiedliche Krankheitsbilder und Einzelaspekte chronischer Erkrankungen wie Diabetes mellitus, Asthma bronchiale, Rheuma, Hypertonie, kardiologische Erkrankungen und Schmerzbewältigung vor (Devine, 1995; Devine, 2003; Dusseldorp, van Eldern, Maes, Meulman & Kraaij, 1999; Ellis et al., 2004; Guevara, Wolf, Grum & Clark, 2003; Riemsma, Kirwan, Taal & Rasker, 2003). Die Effektstärken, insbesondere was die Veränderung der langfristigen Verhaltensänderung angeht, bewegen sich im unteren bis mittleren Bereich, wobei eine Vergleichbarkeit der Studien aufgrund methodischer und inhaltlicher Aspekte der Schulungsprogramme erschwert ist (vgl. Faller & Reusch, 2004).

Insgesamt lässt sich ein Trend zur Abkehr reiner Wissensvermittlung in Vorträgen und mittels Frontalunterricht hin zur Präferenz verhaltenstrainierender und auf das Selbstmanagement fokussierende Schulungsdurchführung belegen. Dennoch konzentrieren sich viele Programme eher auf die medizinischen Erfordernisse der Erkrankung, während psychosoziale Einflüsse vernachlässigt werden und Konzepte wie Selbstmanagement oder Empowerment sowie Ressourcenorientierung nicht berücksichtigt werden.
Im Sinne des Empowerment-Ansatz erscheint die Frage nach der Zufriedenheit der Patienten mit dem Schulungsangebot sinnvoll. Indikationsspezifische Erhebungsinstrumente, die den Grad und das Ausmaß der Zufriedenheit messen, existieren kaum, die Frage nach der Zufriedenheit erscheint in Studien häufig als „schmückendes Beiwerk". Es muss generell geklärt werden, wie sich Zufriedenheit operationalisieren und darstellen lässt. In eigenen Studien zur Zufriedenheit mit Asthma-Schulungsprogrammen (de Vries, Mühlig, Waldmann & Petermann, 2004) zeigten sich Deckeneffekte, das heißt, die größte Zahl der Patienten war mit dem Schulungsangebot sehr zufrieden (Schulnote 1 bis 2). Der durchschnittliche Gesamtwert für die Schulungszufriedenheit aller Patienten lag bei knapp acht von zehn. Besonders positiv wurde die *Themenauswahl* bewertet (M=8,58), gefolgt von der *Schulungsstruktur/Settingbedingungen* (M=8,0). Bei der *Themenbewertung* wurden als „sehr wichtig" oder „wichtig" eingeschätzt:

- Medikamentenkunde (95%),
- Medikamentenanwendung (95%) und
- Krankheitslehre (94%).

Bei der Zufriedenheit mit der *Schulungsstruktur* beurteilten 94% die Schulungsinhalte, 85% die Sitzungslänge, 84% die Gruppengröße und 79% den Schulungsumfang als „gerade richtig". Der wahrgenommene *persönliche Gewinn* durch die Schulungsteilnahme wurde hingegen deutlich weniger positiv beurteilt (M=7,32). Im einzelnen gaben allerdings auch hier 78% der Befragten an, den Krankheitsverlauf durch die Schulung „sehr viel" oder „viel" besser überwachen zu können, zu 75%

genauer zu wissen, wann sie welche Medikamente einnehmen müssen und zu 73%, besser auf Atem-Notfälle reagieren zu können. Zwei Drittel (68%) hatten „sehr viel" oder „viel" Neues über ihre Erkrankung gelernt, 66% meinten, im Alltag besser mit der Krankheit und ihren Folgen umgehen zu können und 62%, ihre Medikamente besser anwenden zu können.

Zu überlegen wäre, ob der Patient zufrieden ist, weil er tatsächlich Antworten auf seine Fragen erhalten hat (Informationsbedürfnis gestillt) oder weil ihm die Gruppenarbeit gefallen hat und er Raum (und Aufmerksamkeit) für die Formulierung seiner krankheits-spezifischen Probleme erfahren hat (Entlastung?).

Handelt es sich um die Evaluation einer Patientenschulung im Rahmen einer Studie, so sind die Patienten selbstverständlich darüber informiert, dass die Zufriedenheit mit der Schulung erfragt wird. Würde man die Patienten zu einem späteren Zeitpunkt nach Schulungsteilnahme erneut zu ihrer Zufriedenheit über das Schulungsangebot befragen, so wäre dies sicherlich eine Möglichkeit, valide Einschätzungen zu erhalten. Allerdings besteht hier folgendes Problem: wird die Zufriedenheit über den Wissenszuwachs operationalisiert, muss der in der Rehabilitationsforschung häufige Effekt des Informationsverlustes beachtet werden. Das heißt, häufig lässt sich in Patientenschulungen ein Wissenszuwachs erzielen, dieser erweist sich langfristig jedoch nicht als stabil. Weniger sinnvoll ist es daher, die Zufriedenheit über den aktuellen Wissensstand zu definieren (z.B. welche Schulungsinhalte kann der Patient wiedergeben, was weiß er über die Erkrankung), sondern gezielt danach zu fragen, ob die Schulung den individuellen Bedürfnissen gerecht geworden ist (z. B. hat die Schulung dazu beigetragen, dass der Alltag besser bewältigt werden kann, dass mehr Sicherheit im Umgang mit der Erkrankung eingetreten ist).

6. Das Umsetzungsdilemma

Neben einer Vielzahl von standardisierten und evaluierten Patientenschulungsprogrammen kommen bundesweit in Rehabilitationseinrichtungen und Praxen auch nicht-standardisierte und auf ihre Effektivität hin nicht überprüfte Schulungen zum Einsatz. Bei der Umsetzung der von den Fachgesellschaften definierten Qualitätsstandards und Expertenempfehlungen für ein effizientes Patiententraining sind trotz großer Fortschritte in den letzten Jahren noch erhebliche Defizite zu konstatieren. Exemplarisch zeigt eine Studie von Mühlig und Mitarbeitern (2002) für den Bereich der pneumologischen Rehabilitation, dass in lediglich 50% der schulenden Einrichtungen standardisierte und evaluierte Schulungsprogramme eingesetzt werden und in nur 19% der Fälle diese entsprechend den jeweiligen Programminstruktionen praktiziert werden. Darüber hinaus ist eine ausgeprägte Heterogenität bei der praktischen Durchführung von Schulungen (Setting, Gruppengröße, Interdisziplinarität, Methodik, Didaktik, Qualitätskontrolle) festzustellen.

In den letzten Jahren ist auf dem Gebiet der Entwicklung und Optimierung von Patientenschulungskonzepten intensiv gearbeitet worden und das Spektrum an neuentwickelten Schulungsprogrammen hat sich erheblich erweitert. Nicht hinreichend geklärt ist jedoch, wie sich die in der Patientenschulung erzielten Effekte auch aufrecht-erhalten und langfristig verstetigen lassen. Erste Lösungsansätze sind Strategien zur qualifizierten Nachsorge und die Bereitstellung von Nachschulungen (Booster-Schulungen), um den Übergang in die langfristige Aufrechterhaltung des Verhaltens zu fördern, Umsetzungsbarrieren (Alltagstransfer) zu überwinden und Copingstrategien einzuüben. Darüber hinaus hat sich die Berücksichtigung differenzieller Aspekte der Patientenschulung, zum Beispiel im Hinblick auf geschlechtsspezifische Unterschiede und stadienspezifische Einflüsse der Krankheitsbewältigung, als sinnvoll erwiesen.

Nach Zusammenfassung aller nationalen und internationalen Ergebnisse zur Patientenschulung im stationären und ambulanten Kontext, kann davon ausgegangen werden, dass die Therapiemaßnahme „Patientenschulung" einen gesicherten Teilaspekt einer wissenschaftlich begründeten Behandlung chronisch Erkrankter darstellt, die zu einer Verbesserung zahlreicher Verlaufsparameter und einer Optimierung der medizinischen Behandlung führt. Der Verzicht auf die Therapiesäule

„Patientenschulung" ist mit einer rationalen begründeten Therapie nicht vereinbar.

Dieser hohe Stellenwert trifft insbesondere auf den stationären Kontext zu; in der ambulanten Rehabilitation entspricht das Angebot und die Etablierung von Patientenschulungen bei weitem noch nicht dem angemessenen und aus Sicht des Patienten notwendigen Bedarf. Der *Sachverständigenrat für die Konzertierte Aktion im Gesundheitswesen* (2000/2001) und die *Ärztliche Zentralstelle Qualitätssicherung im Auftrag von Bundesärztekammer und Kassenärztlicher Bundesvereinigung* machen diese Mängel und Defizite im Bereich Patientenschulung deutlich. Gemeinsam wird ein besseres Angebot wohnortnaher Patientenschulungsmaßnahmen empfohlen und gefordert, um so Therapiemaßnahmen optimieren zu können. Insbesondere sind die in der stationären Rehabilitation erzielten Behandlungserfolge in ambulanten Angeboten zu festigen und zu verstetigen (Nachschulungen). Dies gelingt, nach Ansicht des Sachverständigenrates, aufgrund der Schnittstellenproblematik und Defiziten in der Informationsweitergabe zwischen verschiedenen Leistungserbringern nur unvollständig. Ambulante Patientenschulungsprogramme stehen zwar zur Verfügung, werden jedoch in nicht ausreichendem Maße angeboten. Schulungen werden zu selten oder nicht rezipientenorientiert (z.B. für Jugendliche oder Hochrisikopatienten) durchgeführt. Für die Konzeption von Patientenschulungsprogrammen ist weiter zu beachten, dass in ambulanten Schulungen meist geringere Patientenzahlen betreut werden und es daher schwieriger ist, homogene Gruppen (bzgl. Alter, Erkrankungsschweregrad- und -dauer, Schulungsbedarf) zu bilden. Hier wären thematisch und zielgruppenspezifisch breiter angelegte Schulungskonzepte erforderlich (vgl. Bürger, Dietsche, Morfeld & Koch, 2003).

Der Vorteil ambulanter Schulungsprogramme liegt darin, dass das Gelernte unmittelbar in den Alltag integriert werden und der Patient damit positive Erfahrungen machen kann. Diese können wiederum in die Schulung gebracht und dort diskutiert oder modifiziert werden. Dringend notwendig ist daher eine flächendeckende Abrechnungsfähigkeit für die Durchführung ambulanter Schulungen durch Haus- und Fachärzte, wie sie bislang lediglich regional begrenzt und kosten-

trägerspezifisch in wenigen Regionen Anwendung findet. Beispielsweise liegt für den Bereich der Atemwegserkrankungen mit der Entwicklung des *Nationalen ambulanten Schulungsprogramms für erwachsene Asthmatiker* (NASA) ein in der Praxis anwendbares strukturiertes Schulungsprogramm vor, das flächendeckend eingesetzt werden kann.
Mit dem NASA wird die Erwartung verknüpft wird, eine einheitliches Vergütungssystem mit allen Krankenkassen entwickeln zu können.

7. Schulungsbedarf und Schulungsbedürfnis

Im ambulanten Setting ist eine Weiterentwicklung in Richtung eines bedarfsorientierten Schulungsangebotes sinnvoll. Häufig bestehen Vorbehalte gegenüber der Teilnahme an einem umfassenden Schulungsprogramm auf Seiten der Patienten, da sich diese durch jahrelange Erkrankungsdauer gut informiert und ausreichend kompetent im Umgang mit ihrer Erkrankung fühlen. Dennoch zeigen sich insbesondere bei diesen Patienten beispielsweise Fehler in der Handhabung der Medikamente oder mangelnde Selbstmanagementfähigkeiten (Notfalltherapie). Sinnvoll wäre hier die Durchführung spezieller Schulungsmodule (z. B. zum Gebrauch des Asthmasprays, Blutzuckermessung), um gezielt an Managementdefiziten zu arbeiten.
Vor dem Hintergrund steigender Prävalenz und Morbidität chronischer Erkrankungen sind neben einer besseren inhaltlichen Ausgestaltung der vorliegenden Programme strukturelle Versorgungsdefizite im Bereich der Patientenschulung zu beheben. Das Informations- und Partizipationsbedürfnis von Patienten ist unbestreitbar (Fischbeck, 2002), es ist jedoch zu bedenken, dass das Informationsbedürfnis des Patienten und der Informationsbedarf aus Sicht des Arztes häufig nicht deckungsgleich sind. Ein interessanter Ansatz hierzu stellen Studien zur bedarfsorientierten Schulung der Asthmatiker dar (Cegala, Marinelli & Post, 2000; Cegala, McClure, Marinelli & Post, 2000; Kruijff, v.d. Borne, Mesters & Sterk, 1997; Little et al., 2001).
In einer Studie von Thoonen und Mitarbeitern (2002) wurde vor Beginn der Schulung ein Screening durchgeführt, durch das potenzielle Schulungsthemen, die individuellen Interessen und der Informations-

bedarf der zu schulenden Patienten ermittelt wurden. In der Interventionsgruppe wurden 98 Patienten diesem Screening unterzogen, während die 95 Patienten der Kontrollgruppe eine herkömmliche Schulung ohne vorheriges Screening erhielten. Im Vorfeld wurden anhand einer Delphi-Befragung und anschließender Konsensfindung 28 Schulungsthemen identifiziert, die die Grundlage für die Neukonzipierung eines Asthmaschulungsprogramms bildeten. Die Patienten der Interventionsgruppe nahmen an einer Schulung teil, die vier Sitzungen im Verlauf von drei Monaten anbot. Die Patienten der Kontrollgruppe erhielten keine Intervention. Alle Patienten wurden zu Beginn und im Anschluss an die Teilnahme am Schulungsprogramm zu ihrem Informationszuwachs und ihrer Zufriedenheit mit der Schulung befragt. Zum Studienende zeigte sich, dass sich die Interessenlage in der Interventionsgruppe bezüglich der Schulungsthemen deutlich verändert hat (signifikante Reduktion des Informationsbedarfs); zudem wurde ein hoher Zufriedenheitsgrad mit der Schulung bei diesen Patienten erreicht.
Ein sehr interessanter Befund konnte im Rahmen des Screenings des Informationsbedarfs entnommen werden: Schulungsthemen, die für die Etablierung von Selbstmanagementfähigkeiten unabdingbar sind, wie die Bedienung des Peak-flow-Meters, der korrekte Gebrauch der Inhalationsgeräte oder das Notfallmanagement, waren die Themen, für die sich die Patienten am wenigsten interessierten. Lediglich 4% der Befragten benannten diese Themen als für sie wichtig und schulungswürdig. Die Autoren schließen aus diesem Ergebnis, dass der ermittelte Informationsbedarf der Patienten nicht die tatsächlichen Wissensdefizite abbildet. Es wurde davon ausgegangen, dass die Patienten entweder überzeugt waren, genug über diese Themen zu wissen und/ oder schlicht kein Interesse hatten.
Im Gegensatz dazu erhielten Themen, die persönliche Ängste in Bezug auf die Erkrankung und Behandlung ausdrückten, die höchsten Werte (= hohes Informationsbedürfnis). Die beiden wichtigsten Punkte, für die auch am meisten Informationsbedarf bestand, war die „Prognose des Asthmas“ (45% der Nennungen) und „Nebeneffekte der Cortisonbehandlung“ (45%). Diese Ergebnisse unterstützen die Annahme, dass Personenmerkmale, wie die persönliche Einstellung und Ängste bezüg-

lich der Erkrankung, eine wichtige Rolle innerhalb von Patientenschulungen spielen. Sie bilden die Grundlage der Krankheitsakzeptanz und ebnen damit den Weg zur Verbesserung der Therapiemitarbeit. Themen, die sich auf ein aktives Selbstmanagement der Erkrankung beziehen, wie das Peak-flow-Meter, die Inhalationstechnik oder das Notfallmanagement, waren für die meisten Patienten der vorgenannten Studie nicht interessant. Vermutlich sollte in Schulungen die Bedeutung von Selbstmanagement- und Selbstmonitoringfähigkeiten im Kontext der Krankheitsbewältigung stärker herausgearbeitet werden (z. B. zur Reduktion krankheitsbezogener Ängste).

8. Schulungsmotivation und Schulungsbereitschaft

Neben bislang unzureichender Passung zwischen Schulungsbedarf und -angebot ist auch der Zugang zu Patientenschulungsmaßnahmen noch nicht optimal gesichert (vgl. Kasten 4). Kj

Kasten 4: Studie zur Prädiktion von Schulungsteilnahme und -ablehnung.

In einer Studie von Muntner und Mitarbeitern (2001) wurden Prädiktoren für eine Teilnahme oder Nichtteilnahme an einem Asthmaschulungsprogramm untersucht. Den Patienten wurde es freigestellt, an einem drei mal 75 Minuten langen Patientenschulungskurs teilzunehmen. Von den insgesamt 253 gefragten Patienten erklärten sich lediglich 52% zu einer Teilnahme bereit. Die teilnehmenden Patienten zeichneten sich gegenüber den „Verweigerern“ durch spezifische Eigenschaften, wie eine lange Erkrankungsdauer, ein höheres Alter, geringe Einschätzung der eigenen Selbstmanagementmöglichkeiten, vermehrt schwerwiegende Asthmaattacken in der Vergangenheit sowie ein guter Informiertheitsgrad über die Erkrankung, aus. Die Lebensqualitätsmaße waren unabhängig davon, ob die Patienten überhaupt einmal oder mehrmals an Schulungen teilgenommen hatten.

Das Problem der Schulungsmotivation existiert bei stationären und ambulanten Maßnahmen gleichermaßen. Mit den angebotenen Schulungsprogrammen werden bei weitem noch nicht alle Patienten erreicht. In der Praxis ist nur bei der Hälfte der zu schulenden Patienten von einer ausreichenden Therapiemitarbeit auszugehen (Bergmann & Petermann, 1998). Dabei ist die ausreichende Motivation und insbesondere die Mitwirkungsbereitschaft eine der wichtigsten Bedingungen für ein effektives Selbstmanagement der Patienten (Petermann & Mühlig, 1998).

Im Bereich der ambulanten Patientenschulung stellt sich das Problem der mangelnden Schulungsmotivation etwas anders dar. Einerseits fehlt es an Angeboten wohnortnaher Schulungsmöglichkeiten insbesondere für erwachsene Asthmatiker (Erreichbarkeit). Andererseits liegt die Verantwortung dafür, einen Patienten zur Teilnahme zu motivieren, eindeutig in der Hand des behandelnden Arztes (Hausarzt, Facharzt), dem der Praxisalltag nur wenig Zeit bietet, einen Patienten auf eine Schulungsmaßnahme vorzubereiten. Hinzu kommen zeitliche Probleme der Patienten, da Schulungen häufig in der Freizeit stattfinden und eine Teilnahme somit eine größere Hürde bedeuten würde. Nicht zuletzt spielt auch der finanzielle Aspekt eine große Rolle, denn Schulungsmaßnahmen werden in den meisten Regionen noch nicht von den Krankenkassen vergütet, so dass die Kosten vom Patienten getragen werden müssen.

Patientenschulung, insbesondere im ambulanten Kontext, erreicht häufig nur die behandlungsmotivierten, aber unvollständig informierten Patienten. Es sind daher Strategien zu entwickeln, auch die Patienten zu einer Teilnahme an einer Patientenschulung zu motivieren, die beispielsweise auf Grund der Erkrankungsschwere, Vorbehalten oder Ängsten gegenüber speziellen Therapieerfordernissen, fehlerhaften Krankheitskonzepten, mangelnder Krankheitseinsicht oder -akzeptanz und Ängsten bezüglich der Schulungsmaßnahme („Schülerrolle“) aus eigenem Antrieb keine Schulung aufsuchen würden. Um bei diesen „Underusern“ die Schulungsmotivation zu steigern, ist es notwendig, im Vorfeld der Schulungsmaßnahme individuelle Bedürfnisse, Vorerfahrungen und Einstellungen abzuklären, um dem Patienten einen Einstieg in das Schulungsprogramm zu erleichtern. Aus motivationspsychologischer Sicht ist dazu auch eine im Rahmen der Schulung durchgeführte „warming-up-Phase“ und ein aktives Bemühen um Gruppenbildung (gegenseitiges Kennenlernen der Schulungsteilnehmer) hilfreich. Insbesondere das Herausarbeiten und Betonen des persönlichen Gewinns, den die Teilnehmer von der Schulung erwarten

können, ist wesentlich; selbstverständlich sollte in der Schulung eine vertrauensvolle Atmosphäre herrschen und die Schulungsinhalte verständlich dargeboten werden.
Diskussionswürdig sind auch Bonus- bzw. Anreizsysteme, ähnlich wie die bereits von Krankenkassen eingeführten Bonushefte für die Teilnahme an Gesundheitsförderungsmaßnahmen (Rückenschule, Entspannungstrainings, Vorsorgeuntersuchungen). Analog könnte die Teilnahme an Patientenschulungen damit zumindest monetär gefördert werden. In diesem Zusammenhang kommen die neueren Entwicklungen zur Patientenrolle (im Sinne des Partizipationsgedankens) zum Tragen wie Shared Decision-Making (gemeinsame Entscheidungsfindung) zwischen Arzt und Patient und der Empowerment-Gedanke. Beiden Konzepten liegt eine Stärkung der Patientenrolle zugrunde, die dem Patienten zugesteht, über Behandlungsoptionen aktiv zu entscheiden (vgl. Faller, 2003). Hinweise auf günstige Ergebnisse durch diesen Ansatz für den Bereich der Patientenschulung ergeben sich aus Studien zur ärztlichen Gesprächsführung (Roter, 2000).
Die hier erläuterten Maßnahmen zur Verbesserung der Schulungsmotivation setzen beim Schulenden ein hohes Maß an sozialer und pädagogischer Kompetenz voraus. Es ist zu fordern, dass diese Fähigkeiten in existierenden Train-the-Trainer-Kursen für Schulende stärker betont und geübt werden (z. B. Schulerverhalten mittels Videoaufnahmen analysieren, Hospitationen bei erfahrenen Schulern).

9. Standardisierung versus Individualisierung

Zur Verbesserung der Effektivität bestehender Schulungsprogramme wird die Frage der Standardisierung versus Individualisierung, (bzw. Einzel- versus Gruppenschulung) der zu vermittelten Inhalte diskutiert (Cousson-Gelie, Foex, Ginaud, Raherison & Taytard, 1998; Petermann, 1999; Schultz, Müller, Schwiersch & Petro, 2000).
Standardisierte Schulungsprogramme erweisen sich meist als unflexibel, das heißt die Teilnahme an einem standardisierten Schulungsprogramm bedeutet für den Patienten, alle Informationen zu erhalten, die das Programm vorsieht. Dabei werden auch Schulungsinhalte vermit-

telt, die nicht für alle Schulungsteilnehmer relevant sind (z. B. bei gleichzeitiger Schulung von Asthmatikern und Patienten mit COPD) und als unnötig, in einigen Fällen sogar verwirrend, empfunden werden können. Aus ökonomischer Sicht sind Standardschulungen, insbesondere die in vielen Rehabilitationseinrichtungen abgehaltenen Veranstaltungen mit teilweise mehr als 20 Teilnehmern, kosten-günstiger, weil mit wenig Aufwand viele Patienten erreicht werden können. Individualschulungen hingegen, das heißt Schulungen in Kleingruppen oder Einzelschulungen, können eher auf die Bedürfnisse der Patienten eingehen, sie sind jedoch personal- und zeitintensiv und damit aus ökonomischen Gründen häufig nicht durchführbar. Die Vorteile einer Individual- bzw. Einzelschulung liegen in der persönlichen Ansprache und der dabei möglichen stärkeren Verankerung der Schulungsinhalte; bei der Gruppenschulung treten der gemeinsame Erfahrungsaustausch und Mechanismen des Modelllernens in den Vordergrund. Es gilt daher, Konzepte für differenzielle und flexible Schulungsangebote zu entwickeln, die darauf abzielen, auf spezielle Patientenbedürfnisse reagieren zu können und gleichzeitig anwendungsökonomisch zu sein. Entscheidungskriterien für die Teilnahme an einer Einzel- oder Gruppenschulung sollten sich an den individuellen Bedürfnissen des Patienten, aber auch an objektiven Aspekten der Erkrankung und Behandlung orientieren, wie beispielsweise der bisher erreichte Behandlungserfolg, erkennbare Defizite im Selbstmanagement und Compliance-Problemen.

Ein Ansatz, Schulungsprogramme intensiver auf die individuellen Bedürfnisse der Patienten auszurichten, sind modular aufgebaute Schulungsprogramme, die neben Basis-, Aufbau- und Intensivschulungseinheiten (mit unterschiedlicher Informationsdichte), auf spezielle und indikationsbezogene Problemlagen der Patienten (Intensivtrainings bspw. zum Inhalatorgebrauch, zu Messmethoden und Dokumentation, zum Alltagstransfer oder zur Verbesserung der Interozeption) eingehen. Für jeden Patienten kann durch dieses Modell ein individuelles und bedarfsgerechtes Schulungsprogramm zusammengestellt werden.

Ein bedarfsgerechteres Angebot von Patientenschulungen setzt sowohl in der Planung als auch in der Zuweisung der Patienten ein Konzept über die individuelle Bedarfslage des Patienten voraus. Eine Möglichkeit ist ein vorgeschaltetes Screening, das die Schulungsvoraussetzungen der Patienten im Hinblick auf den individuellen Schulungsbedarf (Vorinformiertheit, Selbstmanagement-Kompetenzen), die individuelle Schulbarkeit (Alter, kognitives Niveau, Krankheitseinstellung) und die individuelle Schulungsmotivation (Interesse, Bereitschaft, persönliche Ziele) ermitteln soll. Diese Analyse sollte mit der Erhebung des Krankheitsverlaufs verbunden werden und Eingang finden in die individuelle Therapieplanung zu Beginn der Maßnahme.
Zusätzlich sollte der gesamte Prozess der Edukation, das heißt alles was der Patient im Verlauf seiner Erkrankung an Schulungsmaßnahmen erhält, fortwährend dokumentiert und der Bedarf aktualisiert werden. Die Forderung dieser Statuserhebung und Verlaufsdokumentation erfordert neben der Entwicklung von Dokumentationsroutinen in der hausärztlichen Praxis und in der Klinik ein zentrales Steuerungsorgan, das alle Maßnahmen bündelt und überwacht. Beispiele aus den Niederlanden zeigen, dass es möglich ist, Koordinatoren für die Patientenschulung in Kliniken zu installieren (Deccache & Aujoulat, 2001). In Deutschland ist zu erwarten, dass die Überwachung des Schulungserfolges der Patienten in den Verantwortungsbereich des Haus- bzw. Facharztes liegt. Aufgrund der Vernetzungs- und Schnittstellenprobleme in der medizinischen Rehabilitation ergibt sich jedoch das Problem, dass die stationäre Patientenschulung häufig eine zu isolierte Maßnahme darstellt. Sinnvoller kann es sein, die Vorteile und Chancen einer verbesserten Reha-Vor- und Nachbereitung zu nutzen und damit Patientenschulung als fortwährenden Prozess zu gestalten.
Eine Verbesserung inhaltlicher und struktureller Bedingungen der Patientenschulung schließt auch das kritische Überdenken methodisch-didaktischer Vorgehensweisen in Schulungen mit ein. Unterschiedliche Schulungsprogramme fordern unterschiedliches Lehrverhalten (Vortrag, Dialog). Eine Vergleichbarkeit dieser Ansätze ist schwierig, dennoch ist eindeutig, dass eine reine Wissensvermittlung mittels Frontalunterricht einem multimodalen Vorgehen unter Einbeziehung unter-

schiedlicher Schulungsmaterialien unterlegen ist (Gibson et al., 2001). Die zu vermittelnden Inhalten sollten anschaulich (Folien, Videos, Demonstrationsmaterial, handouts etc.) und unter Berücksichtigung des Interesses und der kognitiven Möglichkeiten der Teilnehmer vermittelt werden. Nicht zu vernachlässigen ist der Erfahrungshintergrund der Teilnehmer, den es in den Verlauf der Schulung einzubinden gilt. Hinzu kommt die unabdingbare fortwährende Motivation und gezielte Verstärkung der Patienten mittels Rückmeldungen über erreichte Fortschritte. Patientenschulung stellt in Deutschland im Vergleich zum angloamerikanischen Sprachraum und Skandinavien ein weitgehend medizinisch-psychologisches Behandlungsfeld dar, was sich auch im Bereich der Forschung, Entwicklung und Evaluation von Patientenschulungsprogrammen niederschlägt. Patientenschulung bildet, insbesondere in der stationären Rehabilitation, häufig eine Einzelmaßnahme, das heißt, dass die Vermittlung der Schulungsinhalte auf die Gruppensitzungen begrenzt ist. Ihr geht wenig voraus (Vorbereitung, Bedarfsanalyse, Gruppenfindung) und noch weniger folgt ihr (Nachschulung, Dokumentation des Schulungsstandes).

Sinnvoll ist dagegen, Patientenschulung als einen umfassenden und allgemeinen Beratungsprozess zu definieren, indem die Teilnahme an dem Schulungsprogramm einen Baustein bildet. Sehen wir die Patientenschulung des Patienten als fortwährenden Prozess, so schließt dies die Einbeziehung auch weiterer am Behandlungsverlauf beteiligter Berufsgruppen (z. B. Pflegedienst) ein, denen bislang diesbezüglich eine eher untergeordnete Rolle zugemessen wurde. Die Vorteile dieser neuen und erweiterten Sichtweise von Edukation liegen in der Nutzung von Synergieeffekten, da beispielsweise Krankenschwestern einen weit häufigeren Patientenkontakt haben als ärztliches Personal. In diesem Kontext sind „pädagogisch günstige Momente“ im Rahmen von Visiten und Konsultationen, aber auch beispielsweise von Anwendungen und Kontakten an und mit Patienten viel stärker zu nutzen, da häufig dann Patienten besonders motiviert sind, Antworten auf gerade aktuelle Fragen zu erhalten. Der potenzielle Beitrag der Pflege für eine umfassende Versorgung chronisch Kranker wird häufig unterschätzt; er sollte erkannt und mobilisiert werden. Natürlich setzt dies eine Übereinkunft über die allgemeine Konzeption von Patientenedukation innerhalb der Einrichtung, die bereits beschriebene Dokumentation des Schulungserfolges sowie eine interdisziplinäre Verständigung voraus (Teamsitzungen, interne Fortbildungen etc.). Selbstverständlich sollte zudem der Bereich Edukation größeres Gewicht in den Ausbildungscurricula der betroffenen Berufsgruppen (z. B. Krankenpflege, Physiotherapeuten) erhalten. Eine erweiterte Sichtweise des Beratungsprozesses, in dem der Patient Information aus mehreren Quellen erhält, kann sich nicht nur günstig beim Neuerwerb von Informationen erweisen, auch die Festigung und praktische Umsetzung bereits etablierter Verhaltensweisen (z. B. korrekter Gebrauch des Inhalators bei Asthma, Spritztechnik bei Diabetes) kann gefördert werden. Ein weiterer positiver Effekt kann bei Patienten mit kognitiven, mnestischen oder sensorischen Problemen oder bei Sprachproblemen eintreten. Diese Patientengruppen würden von einer intensiveren und praxisnahen Unterweisung eher profitieren und hätten hier günstigere Bedingungen zum Wissenserwerb als in einer Gruppenschulung.

10. Patientenschulung und psychische Komorbidität

Erkenntnisse über das Ausmaß psychischer Komorbidität bei organisch erkrankten Patienten weisen auf einen psychologischen bzw. psychotherapeutischen Interventionsbedarf hin. So wird davon ausgegangen, dass, je nach Hauptdiagnose, bis zu 25% der Patienten in der medizinischen Rehabilitation behandlungsbedürftige krankheits-bezogene oder komorbide psychische Störungen bzw. Erkrankungen aufweisen (Härter, 2002). Diese beeinflussen den Krankheitsprozess ungünstig und wirken sich negativ auf die Compliance und Lebensqualität des Betroffenen und auf die Kostenverursachung für das Gesundheitssystem aus. Beispielsweise können Anpassungsstörungen vor allem im Kontext der Erstdiagnose auftreten. Darüber hinaus sind indikationsspezifische psychische Störungen bekannt, wie zum Beispiel diabetesbezogene Angststörungen (Hypoglykämieangst), aber auch indikationsübergreifende Progredienzangst.

Gut untersucht und relativ häufig sind Komorbiditäten wie Angst oder Depression bei körperlichen Erkrankungen, seltener Assoziationen zu Suchterkrankungen, somatoformen Störungen und Essstörungen (Übersicht bei Härter, 2002). Die derzeitigen Erkennens- und Behandlungsraten von psychischen Störungen bei chronisch Erkrankten werden bislang als ungünstig, das heißt nicht bedarfsdeckend, ein-geschätzt (vgl. Bengel & Jäckel, 2002). Diese Befunde legen eine notwendige sorgfältige Diagnostik (z.B. unter Einsatz von Screeningverfahren) sowie den Beginn einer bzw. die Motivierung zu einer therapeutischen Intervention nahe. Im Rahmen der zeitlichen Begrenzung innerhalb der Rehabilitationsmaßnahme kommen meist psycho-edukative Ansätze und Gruppenangebote, aber auch psychotherapeutische Einzelbehandlungen in Betracht.

Psychosoziale Interventionen umfassen auch krankheitsbegleitende Aspekte der Erkrankung ohne Störungscharakter, wie behandlungsbezogene Ängste, ungünstige Copingstrategien, Compliance- und Selbstmanagement-Probleme sowie eine Unterstützung zur Krankheitsverarbeitung. Beim Aufbau und der Förderung von Gesundheitsverhalten und Bewältigungskompetenzen wurden wichtige Fortschritte erzielt; so stehen mit dem indikationsübergreifenden Gesundheitsbildungskonzept des VDR „Aktiv Gesundheit fördern" (2000) und den indikationsspezifischen Curricula „Gesundheitstraining in der medizinischen Rehabilitation" der BfA (2003) anspruchsvolle und ressourcenorientierte Manuale zur Verfügung. Zudem wird das Spektrum therapiebegleitender und -unterstützender Maßnahmen durch die Durchführung von Entspannungsverfahren erweitert. In der stationären Rehabilitation kommen am häufigsten Verfahren wie die Progressive Muskelrelaxation und das Autogene Training zum Einsatz. Die Wirksamkeit dieser Maßnahmen ist mittlerweile für eine Vielzahl psychischer und somatischer Erkrankungen und Störungen hinreichend belegt (Übersicht bei Vaitl & Petermann, 2004), die Frage der differenziellen Wirksamkeit hingegen ist noch nicht beantwortet. Eine Ausnahme hierbei bilden Studien zur differenziellen Wirksamkeit bei Angststörungen.

Bei der Bewältigung einer chronischen Erkrankung können Maßnahmen und Hilfen zur Stressbewältigung unterstützend wirken. Diese Maßnahmen erfolgen nicht nur in speziellen Trainings- und Therapiegruppen, sondern sind in der Regel auch Bestandteil vieler krankheitsspezifischer Patientenschulungsprogramme. Mittlerweile existieren für den Bereich der Stressbewältigung standardisierte Trainingsprogramme (u.a. Kaluza, 2004). Während für einzelne Seminarveranstaltungen mit primär motivierender Zielsetzung bislang keine Evaluationsstudien vorliegen, existieren entsprechende Studien für umfassende Stressbewältigungstrainings (vgl. Grawe, Donati & Bernauer, 1994).
Das Angebot von Schulungsprogrammen, die spezifische Problemlagen von Patienten aufgreifen (z. B. Stressbewältigung, Complianceförderung, Selbstmanagementtraining) ist in der Rehabilitation organisch bedingter Erkrankungen noch nicht ausreichend. Um Patienten mit komorbiden psychischen Störungen, wie Ängsten oder Depressionen gerecht zu werden, sollte auch in bestehenden Schulungsprogrammen stärker auf diese Thematik eingegangen und entsprechende Interventionsbausteine („psychologische Module") eingefügt werden. Beispielsweise könnte im Rahmen der Diabetesschulung auf die erhöhten Komorbiditätsraten von Depressionen und die Auswirkungen auf die Bewältigung der Erkrankung und Behandlungsaspekte eingegangen werden.

Literatur

Albrecht, M., Krauth, C., Mühlig, S., de Vries, U., Petermann, F. & Schwartz, F.W. (2000). Struktur und Kosten von Patientenschulungsprogrammen in der stationären pneumologischen Rehabilitation. *Gesundheitsökonomie und Qualitätsmanagement*, *5*, 141-148.

Bengel, J. & Jäckel, W. H. (Hrsg.) (2002). Prävalenz und Behandlungsbedarf psychischer Belastungen in der Rehabilitation. Die Rehabilitation, 41, 255-356.

Berger, M. (1998). Selbsttherapie bei Typ-II-Diabetes mellitus. In F. Petermann (Hrsg.), *Compliance und Selbstmanagement* (S. 161-186). Göttingen: Hogrefe.

Bergmann, K.-C. & Petermann, F. (1998). Methoden und Ergebnisse der Compliance-Forschung bei erwachsenen Asthmatikern. In F. Petermann (Hrsg.), *Compliance und Selbstmanagement* (231-245). Göttingen: Hogrefe.

Bundesversicherungsanstalt für Angestellte (BfA) (2003). Indikationsbezogene Curricula - Gesundheitstraining in der medizinischen Rehabilitation. Berlin: BfA-Eigenverlag.

Bürger, W., Dietsche, S., Morfeld, M. & Koch, U. (2003). Rahmenbedingungen für Patientenschulungen: Stationäres und ambulantes Setting. *Praxis Klinische Verhaltensmedizin und Rehabilitation, 64*, 382-388.

Cegala, D.J., Marinelli, M.T. & Post, D.M. (2000). The effects of patient communication skills training on compliance. *Archives of Family Medicine, 9*, 57-64.

Cegala, D.J., McClure, L. Marinelli, M.T. & Post, D.M. (2000). The effects of patient communication skills training on patients´participation during medical interviews. *Patient Education and Counseling, 41*, 209-222.

Cousson-Gelie, F., Foex, C., Gibaud, F., Raherison, C. & Taytard, A. (1998). The patient's representation of asthma. Preliminary results of a survey. *Revue des Maladies Respiratoire, 15*, 513-517.

Deccache, A. & Aujoulat, I. (2001). A European perspective: common developments, differences and challenges in patient education. *Patient Education and Counseling, 44*, 7-14.

Devine, E.C. (1995). A meta-analysis on the effect of psychoeducational care in adults with hypertension. *Nursing Research, 44*, 237-245.

Devine, E.C. (2003). Meta-analysis on the effect of psychoeducational interventions on pain in adult with cancer. *Oncology Nursing Forum, 30*, 75-89.

Dusseldorp, E., van Eldern, T., Maes, S., Meulman, J. & Kraaij, V. (1999). A meta-analysis of psychoeducational programs for coronary heart disease patients. *Health Psychology, 18*, 506-519.

Ellis, S.E., Speroff, T., Dittus, R.S., Brown, A., Pichert, J.W. & Elasy, T.A. (2004). Diabetes patient education: a meta-analysis and meta-regression. *Patient Education and Counseling, 52*, 97-105.

Faller, H. (2003). Empowerment als Ziel der Patientenschulung. *Praxis Klinische Verhaltensmedizin und Rehabilitation, 64*, 353-357.

Faller, H. & Reusch, A. (2004). Das experimentelle Design bei der Evaluation von Patientenschulungen. *Praxis Klinische Verhaltensmedizin und Rehabilitation, 65*, 13-18.

Fischbeck, S. (2002). *Bedürfnisse der Brustkrebs-Patienten.* Würzburg: Könighausen & Neumann.

Gibson, P.G., Coughlan, J., Wilson, A.J., Abramson, M., Bauman, A., Hensley, M.J. & Walters, E.H. (2001). *Limited (information only) patient education programs for adults with asthma (Cochrane Review). In The Cochrane Library, Issue 3.* Oxford: Update Software.

Grawe, K., Donati, R. & Bernauer, F. (1994). Psychotherapie im Wandel. Göttingen: Hogrefe.

Guevara, J.P., Wolf, F.M., Grum, C.M. & Clark, N.M. (2003). Effects of educational interventions for self management of asthma in children and adolescents: systematic review and meta-analysis. *British Medical Journal, 14*, 1308-1309.

Härter, M. (2002). Ätiologie psychischer Störungen bei chronisch körperlichen Erkrankungen. *Die Rehabilitation, 41*, 357-366.

Kaluza, G. (2004). *Stressbewältigung. Trainingsmanual zur psychologischen Gesundheitsförderung*. Berlin: Springer.

Kruijff, A.F., v.d. Borne, H.W., Mesters, I. & Sterk, P.P.H. (1997). Ondersteunung van de voorlichting tijdens een medisch consult. Een vragen-checklist voor astma-en copd-patienten (support of patient education during office visits. A checklist for patients with asthma and COPD). *Tijdschrift Voor Sociale Gezondheidszorg, 75*, 74-80.

Little, P., Williamson, I., Warner, G., Moore, M., Gould, C., Ferrier, K. & Payne, S. (2001). Preferences of patients for patient centered approach to consultation in primary care: observation study. . *British Medical Journal, 322*, 1-7.

Muntner, P., Sudre, P., Uldry, C., Rochat, T., Courteheuse, C., Naef, A.-F. & Perneger, T.V. (2001). Predictors of Participation and Attendance in a New Asthma Patient Self-Management Education Program. *Chest, 120*, 778-784.

Mühlig, S., Rinne, H., Mehren, F. Petermann, F., Butt, U. & Worth, H. (2002). Zur Praxis der stationären Asthmaschulung in der Bundesrepublik Deutschland - eine bundesweite Bestandsaufnahme. *Pneumologie, 56*, 167-175.

Petermann, F. (Hrsg.) (1997). *Patientenschulung und Patientenberatung* (2., vollst. überarb. und erweit. Aufl.). Göttingen: Hogrefe.

Petermann, F. & Warschburger, W. (Hrsg.) (1999). *Asthma bronchiale.* Göttingen: Hogrefe.

Petermann F. & Mühlig S. (1998). Grundlagen und Möglichkeiten der Compliance-Verbesserung. In F. Petermann (Hrsg), *Compliance und Selbstmanagement* (S. 73-102). Göttingen: Hogrefe.

Riemsma, R.P., Kirwan, J.R., Taal, E. & Rasker, J.J. (2003). Patient education for adults with rheumatoid arthritis. Cochrane Database Systematic Review No. CD003688.

Roter, D. (2000). The enduring and envolving nature of the patient-physician relationship. *Patient Education and Counseling, 39*, 5-15.

Schmidt, L.R. & Dlugosch, G.E. (1997). Psychologische Grundlagen der Patientenschulung und Patientenberatung. In F. Petermann (Hrsg.), *Patientenschulung und Patientenberatung* (2., vollst. überarb. und erweit. Aufl.; S. 23-51). Göttingen: Hogrefe.

Schultz, K., Müller, C., Schwiersch, M. & Petro, W. (2000). Asthma-Verhaltenstraining mit Erwachsenen: Konzepten und Materialien. In F. Petermann & P. Warschburger (Hrsg.), *Asthma bronchiale* (275-291). Göttingen: Hogrefe.

Staron, M., Hager, W. & Liebeck, H. (2001). Die Verhaltenstherapie bei der Raucherentwöhnung: eine Metaevaluation. *Verhaltenstherapie & Psychosoziale Praxis, 34*, 281-295.

Thoonen, B.P.A., Schermer, T.R.J., Jansen, M., Smeele, I., Jacobs, A.J.E., Grol, R. & van Schayck, O.C.P. (2002). Asthma education tailored to individual patient needs can optimise partnerships in asthma self-management. *Patient Education and Counseling, 47*, 355-360.

Vaitl, D. & *Petermann, F. (Hrsg.), (2004). Entspannungsverfahren. Das Praxishandbuch* (3., vollst. überarb. Aufl.). Weinheim: Beltz.

Verband Deutscher Rentenversicherungsträger/VDR (Hrsg.) (2000*). Gesundheit aktiv fördern. Gesundheitsbildungsprogramm der Rentenversicherung für die medizinische Rehabilitation*. Stuttgart: Schattauer.

Volmer, T. (1997). Wirtschaftlichkeitsüberlegungen bei Patientenschulungen. In F. Petermann (Hrsg.), *Compliance und Selbstmanagement* (S. 101-120). Göttingen: Hogrefe.

Vries, U. de, Mühlig, S., Waldmann, H.-C. & Petermann, F. (2004). Subjektive Zufriedenheit und perzipierter Nutzen unterschiedlich intensiver Asthmaschulungsvarianten in der stationären und ambulanten Rehabilitation aus Patientenperspektive. In VDR (Hrsg.), *Band 52* (S. 508-510). Frankfurt: VDR.

Patienten im Krankenhaus – was heißt das heute?

Wilfried Bolles

Vorbemerkung und Konkretisierung des Themas

Trotz einer seit 20 Jahren andauernden Gesundheitsreform und dauerhaften Klagen über Kosten und fehlende Wirtschaftlichkeit ist weitgehend unbestritten, dass die deutschen Krankenhäuser im internationalen Vergleich wegen ihres hohen medizinischen und pflegerischen Standards in der Patientenversorgung ein großes fachliches Ansehen haben. In den deutschen Krankenhäusern sind seit Jahren viele Spannungsfelder vorhanden. Sie haben aktuell einen ganz besonderen Stellenwert erhalten durch die neuen Fallpauschalen, die eine radikale Finanzierungsreform der laufenden Krankenhauskosten mit sich bringen. Die Auswirkungen dieser Reform auf die zukünftige Versorgungsqualität und auf die vielerorts geforderte stärkere Patientenorientierung sind leider überhaupt noch nicht abzusehen. Negative Auswirkungen sind aber nicht auszuschließen.
Oftmals wird unkritisch mehr „Souveränität" von Patienten gepriesen, ohne dass die komplexe, konfliktreiche Alltagsrealität im Gesundheitswesen und vor allem in den Krankenhäusern adäquat berücksichtigt wird. „Patientenorientierung" gehört zu den viel zitierten Begriffen der Gesundheitsreform–Debatte, nachdem die Gesundheitspolitik – nicht nur in Deutschland – Patientenorientierung zu einem Leitthema gemacht hat.

Die jahrelange Diskussion über Gesundheitsreformen und Veränderungen im Gesundheitswesen, in der „Gesundheitswirtschaft“, ist leider stark belastet durch eine Vielzahl von vieldeutigen Termini, problematischen Schlagworten sowie irreführenden Pauschalierungen. Mehr „Patientenorientierung“ im Gesundheitswesen zu erreichen, ist ein erklärtes Ziel der Gesundheitspolitik aller Parteien und vieler Organisationen. Was das aber im Behandlungsalltag für Millionen Patientinnen und Patienten konkret bedeutet, ist leider oft gar nicht klar.
Die gegenwärtige Diskussion um eine verbesserte Patientenorientierung wird vorrangig beherrscht von Fragen zur pauschalierten Versorgung von Krankheiten, ihrer ambulanten oder stationären Zuordnung, zur Berechnung medikamentöser Krankheitskosten sowie der Festlegung evidenzbasierter Qualität diagnostischer und therapeutischer Maßnahmen. Sicher ist, dass der Bedarf an Information wächst. Ohne zuverlässige und verständliche Informationen können Kranke niemals halbwegs „mündige“ Patienten werden. Sie können vor allem keine Mitverantwortung für ihre Behandlung übernehmen.

Seit einigen Jahren stehen „Patienten“ zu recht verstärkt im Blickpunkt gesundheitspolitischer Themen. Ist es aber nicht sehr erstaunlich oder besser gesagt sehr „traurig“, dass erst in den letzten Jahren die konkreten Alltagsbedürfnisse von Patienten, also die der kranken Menschen, ein breites öffentliches Interesse gefunden haben? Bei genauem Hinsehen ist aber festzustellen, dass es oft nicht um die ganz konkreten Bedürfnisse der kranken Menschen oder der verschiedenen Patientengruppen geht. Oft geht es vielmehr in den Diskussionen um rechtliche oder wissenschaftlich-theoretische Fragen, wenn von der Stärkung der „Patienten“ geredet und geschrieben wird.
Richtig ist, dass sich die gesetzlichen Grundlagen im letzten Jahrzehnt deutlich verbessert haben. In der Praxis gibt es aber bekanntlich noch ganz erhebliche Mängel und viele Umsetzungsprobleme, in ambulanten wie in stationären Bereichen. Erstaunlich ist daher auch nicht, dass gleichzeitig von der „neuen Rolle“ der Patienten als Versicherten und als Bürger im Reformprozess gesprochen wird. Kritisch gesagt, es geht

oft um die abstrakte, statistisch durchschnittliche Patientenrolle im Prozess der Gesundheitsreformen.
Diese Mehrebenen-Betrachtung ist allerdings problematisch. Sie führt oft zu erheblichen terminologischen Unklarheiten. Sie verschleiert leicht Widersprüche und Konflikte zwischen diesen Rollen und deren unterschiedlichen Zielen. Häufig wird z. B. von „Patienten“ gesprochen, wenn es primär um die Vertretung von Versicherteninteressen im Reformprozess der Gesundheitsversorgung geht. Wobei meist nicht klar wird, ob die Interessen von Versicherten oder die von Patienten gemeint sind. Diese sind natürlich nicht deckungsgleich. Damit fehlt eine klare Differenzierung, und es mangelt an eindeutige Zielen und Begriffen.
In diesem Beitrag geht es daher bewusst nicht um Fragen, die verbunden sind mit Begriffen wie Patientenbeteiligung bzw. Bürgerbeteiligung im Reformprozess der GKV und vor allem nicht um die Vorstellungen über einen angeblichen Rollenwechsel des Patienten zum Verbraucher oder „Kunden“, weil das eine problematische Perspektive wäre und außerdem erhebliche ökonomische Fehler impliziert. Es geht vielmehr um den „Patienten“ als kranker Mensch, aber nicht als „Träger“ von kranken Organe, die leider sehr lange im Mittelpunkt der medizinischen Behandlung standen.
Mein Thema ist der Patient als kranke Person mit seinen Unsicherheiten, Ängsten, seinen persönlichen Bedürfnissen und seinem sozialen und familiären Umfeld im Krankenhausalltag. Unter „Patient“ verstehe ich, vereinfacht gesagt, einen „kranken, behandlungsbedürftigen Menschen“, der (rechtlich zwingend) fachliche, medizinische und pflegerische Hilfe von sog. Experten aus den verschiedenen Versorgungsbereichen der Gesundheitssektoren benötigt.“(SGB V §§ 27 u. 39). Es sind kranke Menschen, oft schwerkranke Menschen, die in den Krankenhäusern überwiegend qualifiziert behandelt werden müssen. Kranke sind generell in einer „abhängigen“ Situation und daher nie „souverän“. Sie können deshalb auch nicht „autonom“ entscheiden bzw. selbst bestimmt handeln.
Einige wenige Zahlen zum Krankenhauswesen in Deutschland sind in diesem Zusammenhang zum besseren Verständnis von Bedeutung:

In Deutschland versorgten im Jahr 2001 2.240 Krankenhäuser 24 Stunden täglich, d.h. 365 Tage im Jahr, mehr als 16 Millionen Patienten. Beschäftigt sind in diesen Krankenhäusern ca. 1,1 Mio. Menschen, davon 105.000 Ärzte und 374.000 Pflegepersonen. Dies sind MitarbeiterInnen, die in erster Linie einen direkten Kontakt zu den Patienten haben.
Es wäre deshalb ganz falsch von „dem" Krankenhauspatienten zu sprechen, den gibt es nur abstrakt oder statistisch, aber nicht real. Ebenso gibt es nicht „das“ Krankenhaus und „die“ Patientenorientierung bzw. „die“ patientenzentrierte Behandlung. Jeder Patient als kranker Mensch erwartet vom Krankenhaus gezielt Hilfe und Heilung für seine Leiden. Was er meist nicht weiß, Krankenhäuser sind komplexe, konfliktreiche Organisationen, in denen diese Erwartungen nicht leicht zu realisieren sind. "Patientenorientierung“ soll helfen, einen ganz wesentlichen Aspekt des Bemühens um Sicherung und Verbesserung der Versorgungsqualität noch mehr ins Bewusstsein zu rücken und in die Praxis umzusetzen. Die Qualität der Patientenversorgung darf aber nicht nur an professionellen Standards des medizinischen, pflegerischen und sonstigen Personals ausgerichtet werden, sondern sie muss auch an der Zufriedenheit der Patienten gemessen werden.
In diesem Zusammenhang hat Frau Professor Annelie Keil (Bremen) zu Recht darauf verwiesen, dass es keine Reform des Gesundheitssystems geben könne, die nicht zugleich auch eine des Denkens, der professionellen Haltung und der Kultur sei.

Was heißt „Patientenorientierung“ heute?

Die Rolle von Patienten hat sich im letzten Jahrzehnt in den deutschen Krankenhäusern deutlich verändert und auch verbessert. Viel zu lang gab es überwiegend eine verfehlte Orientierung bei Ärzten und Pflegepersonen an erkrankten Organen (z. B. dem Herz, der Hüfte, dem Krebs). Krankheits- und Organ- bzw. Körperorientierung dominierten im Krankenhaus. Das hat sich erfreulicherweise stark verändert.
In der öffentlichen und politischen Diskussion wird der Terminus „Patientenorientierung“ nicht einheitlich verstanden, sondern oft mehr-

deutig definiert. „Patientenorientierung“ wird oft aus folgenden, sehr unterschiedlichen Perspektiven diskutiert:

- Oft und zu Recht stehen Patientenrechte im Mittelpunkt.
- Häufig ist die Stellung und Rolle des Patienten im Gesundheitssystem, in der Gesundheitswirtschaft, zurecht ein Thema. Statt vom Patienten sollte in diesen Fällen aber besser vom Versicherten oder vom Bürger gesprochen werden, denn es geht primär um deren Interessen.
- Über Qualitätssicherung und Qualitätsmanagement, eine weitere wichtige Perspektive, kommen endlich auch Patientenzufriedenheit und Patienteninteressen mit ins Spiel.
- Völlig ungeeignet und in jeder Hinsicht falsch, ist die sog. „Kundenperspektive“. Sie spielt leider in der neoliberalen Sicht eine zunehmende Rolle. Sie basiert aber meist auf realitätsfernen Annahmen, die ökonomisch ganz überwiegend nicht zutreffen und sozial gefährlich sind.

Diese besonderen Betrachtungsweisen sind deshalb nicht das Thema dieses Beitrages. Für mich heißt „Patientenorientierung“ ganz allgemein, dass sich im Rahmen eines therapiekonformen Behandlungsprozesses alle daran Beteiligten bemühen, die Erwartungen und Bedürfnisse der Patienten kennen zu lernen und so weit wie möglich zu erfüllen. Natürlich gibt es dabei verschiedene Grenzen und Barrieren, objektive und nicht zu selten auch subjektive. Diese müssen differenziert und kritisch ermittelt werden. Sie müssen vor allem im Rahmen der gemeinsamen Ziele und der konkreten Möglichkeiten reduziert werden. Eingebildete Barrieren gibt es auch. Auch sie müssen konsequent aufgedeckt und abgebaut werden.
Nach Frau Prof. Annelie Keil bedeutet Patientenorientierung z. B. „zu erkennen, dass ein Kind oder ein alter Mensch, ein chronischer oder sterbender Patient, eine Herz- oder Krebspatientin Unterschiedliches braucht“. Wichtig ist dabei ihre ergänzende Feststellung: Patientenorientierung ist mehr „als Wahrnehmung der spezifischen Interessen und Bedürfnisse des erkrankten Menschen und seines Einbezugs in das

Geschehen rund um seine Krankheit als die effektive und kostengünstige Organisation der Versorgung von Krankheiten". Patientenorientierung soll und kann helfen, einen ganz wesentlichen Aspekt der Sicherung und Verbesserung der Versorgungsqualität noch mehr ins Bewusstsein zu rücken und konkret in die Alltagspraxis in allen Gesundheitsversorgungsbereichen wirksam umzusetzen:
Allgemein setzt Patientenorientierung auf allen Ebenen der Versorgung Folgendes voraus:

- umfassende und für die Patienten verständliche Informationen,
- Einbeziehung der Patienten und ihre weitgehende Beteiligung am Behandlungsprozess,
- Abstimmung der Patientenerwartungen mit den diagnostisch-therapeutischen, pflegerischen aber auch
- rechtlichen und wirtschaftlichen Möglichkeiten,
- motivierte und qualifizierte Mitarbeiter und schließlich
- eine soweit wie möglich auf Patienteninteressen abgestimmte Ablauf -Organisation

Anforderungen an Patientenorientierung im Krankenhaus

Es besteht kein Zweifel, dass im internationalen Vergleich Patienten in deutschen Krankenhäusern auf beachtlich hohem Niveau versorgt werden. Was aber gar nicht bedeutet, dass die Rolle der Patienten von den Ärzten nicht mehr paternalistisch gesehen wird, und dass ihre Bedürfnisse ständig beachtet werden. Patienteninteressen dürften in vielen Krankenhäusern leider immer noch „zweitrangig" sein.

Patientenorientierung im Krankenhaus heißt für mich:

1. Im Mittelpunkt der verschiedenen Dienste im Krankenhaus steht der Patient, der kranke Mensch, unabhängig von religiöser, ethnischer und gesellschaftlicher Herkunft oder Stellung.
2. Das gesamte Tun und Handeln muss sich am Wohl des einzelnen Patienten orientieren. Der kranke Mensch soll in seiner Ganzheitlichkeit angenommen und akzeptiert werden. Die persönliche Entscheidung der Patien-

ten bei ärztlichen, therapeutischen und pflegerischen Maßnahmen muss respektiert werden.

3. Der gesamte Behandlungsprozess eines Patienten muss patienten-orientiert gestaltet werden. Das beginnt oft schon vor der Aufnahme und geht bis nach der Entlassung aus dem KH weiter.
4. Die Einbeziehung des sozialen Umfeldes muss selbstverständlich Bestandteil von Therapie und Pflege sein bzw. werden.
5. Das tägliche Geschehen im Krankenhaus wird ganz bewusst und dauerhaft an den kranken Menschen ausgerichtet. Was in sehr vielen KH stark veränderte Organisationen erfordert.

Bevor Patientenorientierung zum zentralen Organisations- und Handlungsprinzip eines Krankenhauses und zur obersten Verhaltensmaxime seiner Mitarbeiter werden kann, ist vieles nötig:

- Krankenhäuser brauchen entsprechende Leitbilder und praxisbezogene Grundsätze sowie verbindliche Festlegung von konkreten Zielen, die zu beachten sind, und eine Bestimmung der Mittel und Wege, wie diese verwirklicht werden können. Da solche Leitbilder nur wirksam sein können, wenn sie für alle Krankenhausmitarbeiter verständlich sind, müssen sie auf breiter Basis entwickelt, erläutert, diskutiert und immer wieder überprüft werden. Wichtig ist, alle Berufsgruppen auf allen Ebenen sind daran zu beteiligen.

- Patientenorientiertes Verhalten braucht dringend Vorbilder im KH. Es genügt nicht, nur die Mitarbeiter auf den Stationen, in den Funktionsabteilungen und in anderen patientennahen Bereichen zu patientenfreundlichem Verhalten anzuhalten.

- Entscheidend ist: Patientenorientierung muss täglich konkret gelebt werden. Dazu ist es besonders wichtig, dass die Ablauforganisationen im gesamten Krankenhaus patientengerecht verändert werden.

- Patientenorientiertes Verhalten bedarf laufender Übung. Das Aufdecken und Analysieren von Schwachstellen und das Entwickeln und Umsetzen von Problemlösungen sind keine rasch und nur einmal zu erledigenden Aufgaben; sie bedürfen der Ausdauer und der Anleitung. In Programmen der internen Qualitätssicherung hat sich hierfür die Einrichtung von Qualitätszirkeln bewährt, die als Kleingruppen daran arbeiten, woran es fehlt oder was anders werden müsste.

- Es ist eine der wichtigsten Aufgaben des Krankenhauspersonals, dass sie den Patienten das Mitwirken an ihrer Behandlung ermöglichen und zugleich auch ihre Fähigkeit zu selbständiger Lebensführung nach dem stationären Aufenthalt fördern.

- Um sich an Patienten orientieren zu können, muss man sich von ihnen informieren lassen. Das heißt: Patienten müssen daher unbedingt auch zu Wort kommen und ihre Meinungen müssen auch beachtet werden.

Das sind alles äußerst anspruchsvolle Forderungen, die auch nur über einen längeren Zeitraum im Krankenhaus Realität werden können. Dabei sind ganz unterschiedliche Patientengruppen mit verschiedenen Bedürfnissen zu beachten:

- Kinder, Geburten/Mütter und alte Patienten, Frauen und Männer und Angehörige
- Akut und chronisch Kranke, Kurz- und Langlieger
- Schwerkranke und Sterbende (Palliativpatienten)
- Internistische und chirurgische Fälle
- Ausländische und einheimische Kranke
- Notfallpatienten, um nur die wichtigsten zu nennen

Diese Patientengruppen werden auch noch in einer Vielzahl von verschiedenen Krankenhäusern mit speziellen Philosophien, unterschiedlichen Leitbildern und gewachsenen Routinen behandelt. Es gibt bei diesen Patientengruppen sicher Gemeinsamkeiten, sie haben z. B. alle grundsätzlich die gleichen Patientenrechte. Es gibt aber sicher viele Unterschiede bei den Erwartungen, Ängsten, bei der Informationsverarbeitung und bei ihren Ansprüchen.

Patientenorientierung dient nicht nur den kranken Menschen, sondern grundsätzlich auch den einzelnen Mitarbeitern im Krankenhaus. Denn zufriedene Patienten verbessern das Behandlungs- und das Arbeits-

Klima in allen Bereichen eines Krankenhauses. Das zeigen verschiedene Untersuchungen. Die Zufriedenheit der Krankenhausmitarbeiter wird durch praktizierte Patientenorientierung deutlich steigen. Das Krankenhaus wird dadurch vor allem leistungsfähiger und wirtschaftlicher und sein Ansehen in der Bevölkerung wird deutlich steigen. Ein Vorteil, der zukünftig ein ganz wichtiger Faktor für jedes Krankenhaus zur Sicherung seiner Leistungsfähigkeit, Wirtschaftlichkeit und Existenz ist.

Patientenorientiertes Arbeiten ist eine große Herausforderung

Patientenorientierung zum wichtigen Ziel der Arbeit im Krankenhaus zu machen, sie täglich zu praktizieren, wirklich zu leben, stößt im Krankenhausalltag auf viele Hindernisse. Objektive und subjektive Hindernisse, teils auch eingebildete Barrieren, müssen unbedingt beachtet werden, um langfristig die angestrebten Ziele erreichen zu können.

Grundsätzliche Hindernisse sind:

- das traditionelle medizinische Ausbildungssystem mit professionellen Rollenmustern, die nicht leicht zu ändern sind, aber im Interesse der Patienten sich stark wandeln müssen.
- überholte und integrationshinderliche Strukturen des Gesundheitwesens insgesamt
- inflexible Betriebsorganisationen, überholte Routinen und traditionelle Gewohnheiten
- der ständig zunehmende Kostendruck in allen Krankenhäusern
- die "Individualität", die „Verschiedenheit" der Patienten

Manche dieser Hindernisse sind nur schwer, manche leichter zu überwinden, und andere benutzt man nur zu gern als Vorwand, um möglichst viel so belassen zu können, wie es ist.

Weitere konkrete zu beachtende Erschwernisgründe:

1. Personalknappheit und der ständig zunehmende Zeitdruck.
2. Klagen über patientenferne Aufgaben und Bürokratisierung

der Tätigkeiten.
3. Unrealistische Erwartungen, unklare Bedürfnisse und Ängste der PatientInnen.
4. Einseitige Ausbildung und ungenügende Motivation.
5. Spezialistentum und wachsende Informationsmängel.
6. Oft deutliche Kooperationsschwierigkeiten und Versorgungsabläufe, die nicht patientengerecht koordiniert sind.

Was heißt das für den Krankenhausalltag? Dazu einige Erläuterungen:

Zu 1.: Personalknappheit
„Wenn wir mehr Mitarbeiter hätten, hätten wir auch mehr Zeit für die Patienten!" Das ist eine häufige - und oft berechtigte - Klage in vielen Krankenhäusern, wenn z.B.

- zu wenig Pflegekräfte auf der Station verfügbar sind, oder die Operateure fast den ganzen Tag am OP-Tisch stehen müssen, oder die Physiotherapeuten ihre Behandlungen im Akkord absolvieren müssen, wie soll da ausreichend Zeit für Gespräche mit den Patienten oder ihren Angehörigen gefunden werden, ganz zu schweigen von ausführlichem Eingehen auf Informationsbedürfnisse, Sorgen und Ängste?

- Viele im Krankenhaus Beschäftigte fühlen sich ständig überlastet, ständig im Stress. Nicht selten liegen Schwierigkeiten und damit auch ein großer Teil des Stresses daran, dass es an effektiver und effizienter Gestaltung der Arbeitsabläufe und einem wohlüberlegten Arbeitsrhythmus mangelt. Oft fehlt es an planvoller Abstimmung, z.B. der Visitenzeiten, an disziplinierter Einhaltung der vereinbarten Operationszeiten, an dem für koordiniertes Arbeiten nötigen raschen und exakten Informationsaustausch zwischen den Mitarbeitern.

Zu 2.: Patientenferne Arbeiten
Verständlicherweise klagt das ärztliche wie das pflegerische Stationspersonal darüber, dass von ihm zunehmend mehr Dokumentation und sonstige Schreibarbeit, besonders durch DRG, verlangt werde und der

ganze Krankenhausbetrieb „bürokratisiert“ würde. Damit werde man von der eigentlichen Aufgabe, sich mehr um Patienten zu kümmern, zu stark abgehalten.
Übersehen wird dabei aber zu oft, wie wichtig es ist, genau zu dokumentieren. Denn dadurch können wichtige Informationen zugänglich gemacht werden, um nach zu weisen, was in der Patienten-betreuung konkret an Leistungen anfällt. Eine gute Dokumentation ist eine wichtige Voraussetzung für den Nachweis einer qualitativ an-spruchsvollen Behandlung. Sie ist damit auch ein Dienst am Patienten; gerade im modernen, höchst arbeitsteiligen Krankenhaus, bei immer kürzer werdenden Liegezeiten.

Zu 3.: Bedürfnisse und Ängste von Patienten
Ein oft zu hörendes Argument in der Praxis ist lautet folgendermaßen:„Wie sollen wir uns an den Bedürfnissen und Erwartungen unserer Patienten orientieren, wenn wir die nicht genau kennen?“ Richtig ist: „Viele Patienten sagen unaufgefordert gar nicht, was sie wollen. Viele von denen, die es tun, äußern unerfüllbare oder fachlich nicht durchführbare Wünsche. Viel zu oft hören sie dann nicht auf das, was man ihnen antwortet und was wir empfehlen!“
Auch das ist Realität im Krankenhaus. Sie behindert eine bessere Orientierung am Patientenwohl. Viele der Einwände sind aber überwindbar. Zutreffend ist oft auch:

- Patienten werden manche Fragen gar nicht stellen oder ihre Ängste und seelischen Nöte nicht äußern können und wollen. Bestimmt nicht, wenn sie bemerken, dass Ärzte oder Krankenschwestern ungeduldig werden, weil sie glauben, hierfür keine Zeit zu haben.
- Patienten werden auch immer wieder scheinbar „dumme Fragen“ stellen oder zum wiederholten Male etwas wissen wollen; das nervt. Aber wenn man versucht, die wichtige Laienperspektive einzunehmen, d. h. sich in die Lage des Patienten zu versetzen, der krank und in fremder Umgebung, völlig angewiesen ist auf andere, dann wird man ihn wahrscheinlich besser verstehen.
- Manche Patienten sind eigensinnig bzw. anspruchsvoll mit ihren Forderungen. Sich daran zu „orientieren“ wird niemand ernsthaft verlangen. Ist

es nicht trotzdem erforderlich, sich gemeinsam gerade um solche „lästigen“ Patienten zu bemühen?

Es sind die „schwierigen“ Patienten, die erst alle Fähigkeiten des engagierten Krankenhauspersonals herausfordern. Zeigt sich nicht gerade an diesen, ob und wie Patientenorientierung im Krankenhaus gelebt wird?

Zu 4.: Einseitige Ausbildung

Die meisten Mitarbeiter der Krankenhäuser sind heute fachlich (medizinisch, pflegerisch, technisch) hoch qualifiziert. In ihrer Ausbildung haben aber viele, besonders Ärzte, leider den persönlichen Umgang mit kranken Menschen, mit Patienten, nicht extra gelernt. Immer noch ist die Vermittlung sozialer und psychologischer Kenntnisse und Fertigkeiten kein ausreichender Bestandteil der Ausbildung in den meisten Gesundheitsberufen. Diese Fähigkeiten sind aber bei einer patientenorientierten Behandlung ganz wichtig. Der gute menschliche Umgang mit Patienten gehört zu den elementaren Aufgaben des Krankenhauspersonals. Soziale und seelische Betreuung ist nicht nur Anliegen des Pflegepersonals, von Seelsorgern, Sozialarbeitern und Psychologen. Sie sollte genauso zum beruflichen Prestige von Ärzten, Therapeuten und Medizintechnikern gehören.

Ein persönliches, eingehendes Gespräch am Krankenbett hat bei der Verabreichung der richtigen Medikamente eine große Bedeutung. Freundliche Worte vor dem Röntgenschirm erleichtern die korrekte Aufnahme dahinter, gründliche und einfühlsame Aufklärung vor und nach einer Operation kann zum Heilungsprozess wesentlich beitragen. Diese Einstellung und entsprechende Praxis muss in jedem Krankenhaus verbreitet sein, das behauptet, es arbeite patientenorientiert.

Zu 5.: Spezialistentum und wachsende Informationsmängel

Behauptet wird, oft nicht zu unrecht: Der Krankenhausalltag ist voller „Sachzwänge“: Viele verschiedene Dinge seien zu tun, viele Personen seien daran beteiligt, und alles soll schnell gehen. Oft gebe es kaum

einen Entscheidungs- und Bewegungsspielraum. Eine aus der Alltagserfahrung verständliche Einstellung. Ein modernes Krankenhaus ist ein höchst arbeitsteiliger Dienstleistungsbetrieb, eine Ansammlung zahlreicher Spezialberufe. Keiner von diesen kann alles können, aber jeder von ihnen wird benötigt für das Ganze, für den Behandlungserfolg und besonders für die Patientenzufriedenheit, aber auch für die Zufriedenheit der MitarbeiterInnen.
Versucht man aber einmal den gesamten Organisationsablauf ganz bewusst aus der Perspektive der Patienten, im Sinne seiner bestmöglichen Betreuung zu betrachten und nicht nur aus der der diversen Professionen, dann sieht vieles anders aus. Seit langem führt die steigende fachliche Spezialisierung zu wachsenden Verständigungsproblemen. Das Problem ist, dass die im KH üblichen Formen der Zusammenarbeit mit der Entwicklung seiner Betreuungsaufgaben und dem Spezialisierungsgrad der in ihm tätigen Berufsgruppen immer weniger Schritt halten. Die Patienten kommen dabei meist zu kurz. Sie tragen daher auch die Folgen des Spezialistentums und der Kommunikationsstörungen.
Traditionell war man der Ansicht, dass die Ärzte eigentlich über das gesamte Wissen und alle Fähigkeiten verfügten, die zur qualifizierten stationären Behandlung der Patienten nötig waren, andere Berufsgruppen waren lediglich zu ihrer Entlastung da. Die Ärzteschaft konnte sich auf das konzentrieren, was dank ihrer besonderen Ausbildung nur sie zu leisten imstande war. Jedenfalls galt dies bislang als Begründung für die dominierende Stellung der Ärzte im Krankenhausbetrieb. Bei einer patientenorientierten Arbeit im Krankenhaus muss sich das ganz stark ändern!

Zu 6.: Koordinations- und Kooperationsschwierigkeiten
Der Regelungsbedarf im Großbetrieb Krankenhaus ist bekanntlich groß. Die Betreuung der Patienten kann häufig nicht von einer Fachabteilung allein geleistet werden. Nahezu jede Betriebseinheit des Krankenhauses wird in der einen oder anderen Phase des Betreuungsprozesses zu einem Dienstleister für eine andere. Es überrascht daher nicht, dass fehlende Koordinierungen und unzulängliche Kooperationen oft

eine der zentralen Hauptschwächen in vielen Bereichen in den 2200 Krankenhäusern in Deutschland sind. Vorhandene fachliche Interdependenzen, die Teamarbeit, müssen zukünftig viel stärker berücksichtigt werden. Jede Betriebseinheit muss daher ihre eigene Organisation auch an den Anforderungen derer ausrichten, mit denen sie zusammenarbeitet; das bedeutet für sie naturgemäß eine Einschränkung ihrer Autonomie: Betriebszeiten, personelle Besetzung, organisatorische Prozeduren, Informations- und Kommunikationsprozesse etc. dürfen nicht nur den Interessen und Gepflogenheiten der eigenen Abteilung folgen. Integrative gute patientenzentrierte Zusammenarbeit ist deshalb eine ganz wichtige Voraussetzung für erfolgreiche Patientenorientierung.

Durch die neuen Fallpauschalen, die den gesamten Behandlungsprozess in den Vordergrund stellen, ist die enge Zusammenarbeit zwingend. Einerseits könnte das den Prozess der patientenzentrierten Arbeit beschleunigen. Andererseits können sich erhebliche Probleme für Patienten aus der dominanten „Fallorientierung“ (DRGs) und dem zunehmenden Kostendruck ergeben, sofern die Fallpauschalen nicht auch angemessen alle patientenzentrierten Leistungen richtig honorieren.

Es genügt nicht, wenn jede Berufsgruppe für sich versucht, ihre Arbeit sachgerecht zu organisieren. Gute Koordination ist auch unabdingbar innerhalb der Abteilungen und zwischen den verschiedenen Berufsgruppen, die am Betreuungsprozess beteiligt sind. Patienten-orientierte Organisation der Versorgung im Krankenhaus bedarf der abteilungs- und berufsgruppenübergreifenden Information, Kommunikation, Koordination und Kooperation.

Um den Bedürfnissen der Patienten gerecht werden zu können, muss man auch die Arbeitsbedingungen und beruflichen Interessen der übrigen Kollegenschaft anerkennen und mit den eigenen ausgleichen. Dies alles klingt selbstverständlich, und doch weiß jeder, wie heiß so manches Eisen ist, das da angepackt werden muss.

„Was tun Bremer Krankenhäuser für eine bessere Patientenorientierung"?

Auf Grund jahrzehntelanger Erfahrung mit allen Krankenhäusern im Land Bremen kenne ich relativ gut viele Krankenhausstrukturen und Ablauforganisationen, aber natürlich auch Schwächen und konkrete Probleme der Bremer Krankenhäuser. Ich weiß auch, dass die Krankenhäuser gerade in den letzten Jahren viel zur Verbesserung ihrer Leistungsfähigkeit, zur Wirtschaftlichkeit und zur Steigerung der Versorgungsqualität getan haben. Sie haben dadurch auch direkt viel für die Patienten geleistet. Patientenorientierung steht explizit in den Krankenhaus-Leitbildern bzw. in den Leitlinien der Bremer Krankenhäuser.

Für jedes Krankenhaus ist es wichtig zu wissen, was brauchen Patienten und ihre Angehörigen, um besser beurteilen zu können, was sie vom Krankenhaus erwarten können? Sie brauchen dringend verständliche, gesicherte Informationen und Transparenz über die Leistungsqualität der verschiedenen Disziplinen eines Krankenhauses. Bisher gibt es diese Transparenz leider nur in wenigen Krankenhäusern in Deutschland; einige gibt es davon in Bremen.

Qualitätssicherungsprogramme gibt es in den kommunalen Krankenhäusern schon seit langem. Durch sie konnte eine wichtige Grundlage geschaffen werden für spezielle Maßnahmen zur gezielten Verbesserung der Behandlungsprozesse und damit auch zur Patientenorientierung. Die Bremer Krankenhäuser haben sich unterschiedliche Zertifizierungen in den letzten Jahren erfolgreich erarbeitet. Diese sind ein wichtiges, wenn auch noch kein hinreichendes Merkmal für ausreichende Patientenorientierung. Besonders die krankenhausspezifische Zertifizierung nach Kriterien der KTQ (Kooperation für Transparenz und Qualität im Krankenhaus) schafft gute Voraussetzungen, um gezielter die Bedürfnisse von Patienten im Krankenhaus zu beachten und um den Behandlungsprozess patienten-zentriert zu verbessern.

Das KTQ- Verfahren, entwickelt von Krankenhauspraktikern und Experten, arbeitet mit Kriterien (Eigen- und Fremdbewertung), die sich auf die Mitarbeiter- und Patientenorientierung, die Sicherheit im

Krankenhaus, das Informationswesen, die Krankenhausführung und das Qualitätsmanagement beziehen. Geprüft vor Ort, im Krankenhaus durch Visitatoren, die die Eigenbewertung und die Praxis kontrollieren. Die Kliniken Bremen – Nord und Links der Weser arbeiten bereits danach, das Klinikum Bremen-Ost hat mit dem Einstieg begonnen. Die KTQ- Zertifizierung wird als ein „Gütesiegel für Qualität" angesehen, u. a. weil die Patientenorientierung eine große Rolle spielt. Die Krankenhäuser, die sich nach KTQ haben zertifizieren lassen, sind in der Patientenorientierung vergleichsweise gut.
Durch das Siegel erhalten Patienten eine Möglichkeit zu entscheiden, in welches Krankenhaus sie zu welcher Therapie gehen können bzw. wo sie sich noch genauer informieren sollten. In den kommunalen Krankenhäusern (Links der Weser, Klinikum-Nord, im OP-Bereich im Klinikum Bremen-Mitte) existieren entsprechende zentrale Aufnahmen und interprofessionelle Aufnahmeteams.
Patientenorientierung praktizieren Bremer Krankenhäusern u. a. besonders durch:

- ein umfassendes Qualitätsmanagement und interne Qualitätssicherung, die nach und nach in allen Bereichen im Interesse der Patienten realisiert wird. Nötig ist dieses aber auch für die Zufriedenheit der MitarbeiterInnen. In den kommunalen Betrieben sind das erklärte Ziele, die zum Teil schon erreicht worden sind.
- aussagefähige Patientenbefragungen. Jedes Krankenhaus, das Patientenorientierung wirklich erst nimmt, muss wissen, was seine PatientInnen für Erwartungen, Wünsche und Befürchtungen haben. Wichtige Instrumente, um das zu erfahren, sind Befragungen. In den Krankenhäusern im Lande Bremen werden seit längerem Patientenmeinungen erfasst. Nötig ist, dass die Ergebnisse von Befragungen auch Konsequenzen haben. Meine Gespräche haben ergeben, dass dies meist der Fall ist.

Patientenorientierung braucht unbedingt qualifiziertes und hierfür gezielt geschultes Personal. Patientenzentrierte Fort- und Weiterbildung ist deshalb wichtig. In den Bremer Krankenhäusern gehören entsprechende Ausbildungsinhalte schon länger zur Aus- und Fortbildung in der Pflege. Das reicht aber nicht aus. Gerade auch für Ärzte ist hier Weiterbildung nötig, was aber leider noch viel zu selten praktiziert wird. Pflegeverantwortliche im Land Bremen tun auf diesem Gebiet sehr viel durch spezielle Schulungsprogramme, durch neue Konzepte, wie z.B. Case–Management, oder wie im Klinikum Bremen-Ost, durch „persönliche therapeutische Begleiter (PTB)“. Der PTB soll z B. Fürsprecher des Patienten sein bzw. werden.

Der Umgang mit sterbenden Patienten ist ein besonders sensibler Bereich, der auch gelernt und praktiziert werden muss: Auch dies ist ein Thema in Bremer Krankenhäusern. Palliativstationen, die für diese schwere Behandlungsphase sehr gut geeignet sind, gibt es im Klinikum Links der Weser und im Joseph-Hospital, Bremerhaven. Aber auch andere Krankenhäuser haben für ein betreutes und würdevolles Sterben und als Hilfe für Angehörige Richtlinien entwickelt und handeln danach. Das Klinikum Bremen–Ost hat, z. B. in der Lungen- und Atemwegsklinik hierfür sehr differenzierte und praktische Grundlagen geschaffen.

Altersgerechte Behandlungen bei Kindern und älteren Patienten spielen eine herausragende Rolle in Bremer Krankenhausbetrieben. Der planvolle Aufbau von vier selbständigen Geriatrien im Land Bremen sichert durch eine interdisziplinäre, altersgerechte Versorgung älterer multimorbider Patienten eine besonders gute Patientenorientierung.

Insbesondere in den Kinderkliniken und in der Geburtshilfe ist die Versorgungsqualität anerkannt. Diese Kliniken haben in der patientenzentrierten Versorgung einen ganz hohen Stellenwert im Land Bremen erreicht. Die Mitaufnahme von Familienangehörigen, fast unbegrenzte Besuchszeiten, kindgerechte Stationen und Zimmer, Lern- und Spielmöglichkeiten, psychologische Betreuung und vieles mehr, gehören selbstverständlich zum Versorgungsalltag.

Besonders die Psychiatrie des Klinikum Bremen-Ost (neuerdings auch in Bremen-Nord) zeichnet sich in Bremen durch eine patienten- und angehörigenfreundliche Arbeit und Organisation aus.

Notaufnahmen sind oft besondere Schwachstellen in Krankenhäusern mit spürbaren Nachteilen für viele Patienten. Hier muss aber noch viel verbessert werden, z.B. durch Schaffung von zentralen oder mindestens konsequent koordinierten Patienten-Aufnahmen. Gerade die Notfallambulanzen, Ermächtigungsambulanz und Wiedereinbestellung müssen unter Beachtung der Patientenbedürfnisse koordiniert werden, um unnötige Kosten und Reibungsverluste zu vermeiden.

Diese wenigen Beispiele sollten zeigen, dass die Bremer Krankenhäuser nicht nur die Patientenorientierung in ihren Leitbildern aufgenommen haben, sondern sich in vielen Bereichen ganz konkret bemühen, die Bedürfnisse ihrer Patienten in den Arbeitsalltag direkt einzubeziehen.

Fazit

Insgesamt bleibt festzuhalten, dass die Bremer Krankenhäuser sich erfreulicherweise in den letzten Jahren verstärkt und erfolgreich auf diesen langen, schwierigen, aber sehr lohnenden Weg gemacht begeben haben, um die konkreten Bedürfnisse und Wünsche ihrer Patienten in die unterschiedlichen Behandlungsprozesse einzubeziehen. Hervorzuheben ist, dass die Verantwortlichen in der Krankenhauspflege, und viele Pflegepersonen auf diesem Gebiet besonders kreativ und aktiv sind. Zu wünschen und sehr nötig ist, dass immer mehr Ärzte sich für diese wichtigen Aufgaben im Patienteninteresse nachhaltig und wirksam engagieren. Die Umsetzung ist aber, wie skizziert, ein sehr schwieriger, lang andauernder Prozess, der sehr viel Engagement und Durchsetzungsfähigkeit bei sehr vielen erfordert. Frau Prof. Annelie Keil hat zu recht deutlich unterstrichen, dass vor allem ein Umdenken in ganz vielen Köpfen passieren muss.
Vorrangig ist es besonders, dass sich die dominierende, traditionelle Einstellung der Ärzte zur medizinischen Behandlung möglichst schnell verändert. In den Köpfen von möglichst sehr vielen Ärzten muss sich „einbrennen", dass nicht Krankheiten und Organe primär das medizinische Handeln bestimmen sollten, sondern der kranke, hilfsbedürftige Mensch vorrangiges Leitbild ihres medizinischen Handelns sein muss. Für das Krankenhaus bedeutet dies vor allem, organisatorische und

personelle Voraussetzungen zu schaffen, damit patienten-zentriertes Handeln möglich wird.
Erst wenn in möglichst vielen der 2400 Krankenhäuser in Deutschland diese Grundsätze gelten und täglich patientenorientiert, berufsgruppenübergreifend im Interesse der vielen Patienten gearbeitet wird, könnte von einer erfolgreichen, bundesweiten Patientenorientierung berechtigt gesprochen werden. Bis das erfahrbare Realität wird, ist noch sehr viel zu tun. Nötig sind besonders klare Ziele, praxisbezogene Konzeptionen und Hartnäckigkeit auf vielen Ebenen sowie unterstützende Aktivitäten auch aus der Wissenschaft und von vielen Organisationen, besonders von den Krankenkassen, denn es geht um ihre Versicherten.

Literatur

Marie-Luise Dierks, Eva-Maria Bitzer, Magnus Lerch, et. al.: „Patientensouveranität –
Der autonome Patient im Mittelpunkt"; Arbeitsbericht Nr. 195/August 2001 des ISEG der MHH für die Akademie für Technikfolgeabschätzung in Baden-Württemberg.

Christoph Kranich, Dr. med. Karl D. Witt, Bettina Berger, Ron Pritzkkuleit: „Verbraucherinformation über Leistungen und Qualität der Anbieter von Gesundheits-Leistungen in Europa" (Patienten Navigation), (Hrsg.): Verbraucherzentrale Hamburg e.V. 2002).

David Klemperer: „Wie Ärzte und Patienten Entscheidungen treffen. Konzepte der Arzt- Patient- Kommunikation"., (Hrsg.): WZB, Berlin 2003.

Bundesministerium für Arbeit, Gesundheit und Soziales, Wien: „Leitfaden: Patientenorientierung. Anregung zur Praxis der Qualitätssicherung im Krankenhaus", Wien 1997 (Autorengemeinschaft, Leitung Prof. Eugen Hauke, Univ.-Doz. Dr. Gunter Liebeswar.)

Patientenschulungsprogramme bei chronisch kranken Kindern und deren Familien

Franz Petermann

1. Einleitung

Eine wesentliche Herausforderung unseres Gesundheitswesens der nächsten Jahrzehnte besteht darin, die ständig steigenden Kosten, die aus den medizinischen Fortschritten bei der Behandlung von chronischen Krankheiten resultieren, zu begrenzen, ohne humanitäre Ziele dabei aus den Augen zu verlieren. Eine Antwort auf die Frage, wie man die Forderung nach dem ökonomischen Einsatz der knappen Ressourcen des Gesundheitswesens mit humanitären Zielen verknüpfen kann, ergibt sich aus den Möglichkeiten eines optimierten Krankheitsmanagements durch eigenverantwortliches, kompetentes (geschultes) Verhalten der Patienten (vgl. Volmer, 1997). Ein zentrales Ziel dabei besteht darin, die Eigenkompetenz des Patienten zu verbessern, um auf diesem Wege die Compliance zu steigern (Petermann, 1998). Über die verschiedenartigen chronischen Krankheiten hinweg herrscht dabei über folgende allgemeine Therapieziele Konsens. Es handelt sich um:

- Wiederherstellung bzw. Erhaltung einer normalen oder für den Patienten bestmöglichen körperlichen Leistungs- und Funktionsfähigkeit,

- Vermeidung von Exazerbationen bzw. Komplikationen oder lebensbedrohlichen Krisen,
- Verhütung ungünstiger Krankheitsverläufe,
- Minimierung von Krankheitsfolgebelastungen,
- Erhaltung bzw. Wiederherstellung einer aktiven Teilnahme des Patienten am Erwerbsleben und normaler Freizeitaktivitäten sowie
- Gewährung einer maximalen Lebensqualität.

2. Ziele der Patientenschulung

Chronische Krankheiten erfordern eine aktive Mitarbeit des Patienten und seiner Familie, um eine angemessene Krankheitsbewältigung zu erreichen. Eine aktive Mitarbeit setzt auf der einen Seite ein differenziertes Wissen über die Krankheit und ihre Behandlung voraus und auf der anderen Seite die Bereitschaft des Betroffenen, die durch die chronische Krankheit bedingten Anforderungen und Einschränkungen zu akzeptieren.
Um Patienten mit chronischen Krankheiten auf ihrem Weg zu einem eigenverantwortlichen Krankheitsmanagement (= Selbstmanagement) zu begleiten, werden Patientenschulungsprogramme eingesetzt.
Patientenschulung (patient education, health education) wurde bereits von Squyres (1980) als eine Maßnahme definiert, die Patienten darin unterstützen soll, ihr Verhalten so zu verändern, dass es ihre Gesundheit fördert (Kasten 1).

Kasten 1: Definition von Patientenschulung.

Unter Patientenschulung (patient education) versteht man den Einsatz von wissenschaftlich überprüften Schulungsprogrammen, mit deren Hilfe eine chronische Krankheit für den Patienten besser bewältigbar wird. Die Patientenschulung vermittelt systematisch neues Krankheits- und Behandlungswissen und kann dadurch die Bewertung einer chronischen Krankheit verändern. Durch eine differenzierte Wahrnehmung von Einflussfaktoren auf die chronische Krankheit und die damit verbundene körperlichen Reaktionen gelingt dem Patienten in der Regel ein verbessertes Krankheitsmanagement (nach Petermann, 1997, S. 3).

Die Aufgaben von Patientenschulung bestehen darin:

- ein differenziertes Krankheits- und Behandlungswissen beim Patienten zu etablieren,
- ein verbessertes Krankheitsverhalten zu fördern,
- eine höhere Lebensqualität zu erreichen,
- eine günstigere Krankheitsprognose zu erwirken,
- einen verbesserten Einbezug und eventuell Entlastung von Bezugspersonen des Patienten zu verwirklichen und daraus resultierend
- langfristig Krankheitskosten zu reduzieren.

Patientenschulungen können sowohl als ambulantes sowie auch als stationäres Angebot eingesetzt werden. Solche Schulungsprogramme setzen eine Zusammenarbeit verschiedener Berufsgruppen voraus (z.B. Ärzte, Psychologen, Physiotherapeuten).
Im Folgenden werden Überlegungen und Voraussetzungen der Patientenschulung im Allgemeinen sowie Elemente aus krankheitsspezifischen Schulungen im Besonderen dargestellt (Petermann, 1997).

3. Schulung setzt Patientenorientierung voraus

Chronisch kranke Kinder entwickeln im Verlauf ihrer Erkrankung subjektive Konzepte über ihre Krankheit und Behandlung, die von medizinischen Erklärungen des Krankheits- und Therapiegeschehens abweichen (vgl. Petermann & Wiedebusch, 2001). Diese kindlichen Krankheits- und Behandlungskonzepte bilden die Basis, auf der Informationen (Handlungskompetenz, Wissen) im Rahmen der Patientenschulung vermittelt werden. Um Patientenschulungen mit chronisch kranken Kindern optimal zu gestalten, ist es erforderlich, die spezifischen Konzepte der Kinder kennen zu lernen und sie in die Schulung mit einzubeziehen. Nahe liegender Weise handelt es sich dabei um Merkmale wie der Entwicklungsstand und das kognitive Auffassungsvermögen der Kinder (vgl. Schmidt & Dlugosch, 1997).

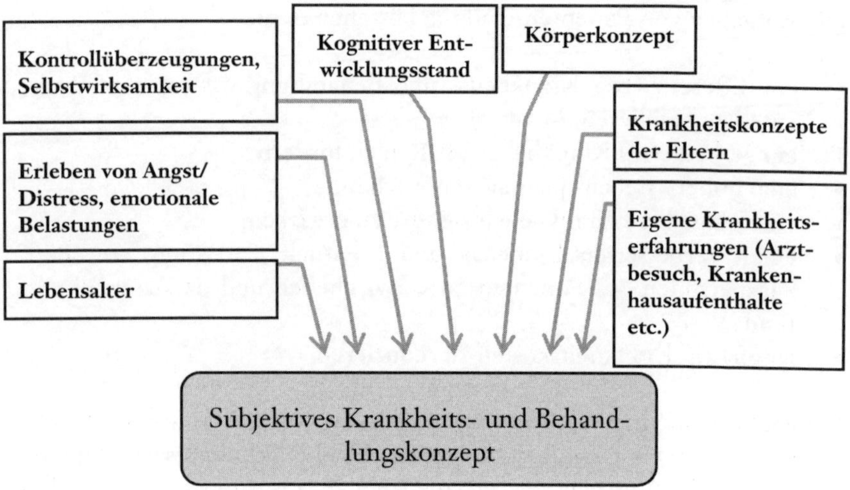

Abbildung 1: Subjektives Krankheits- und Behandlungskonzept chronisch kranker Kinder (nach Petermann & Wiedebusch, 2001, S. 18).

Abbildung 1 gibt einige Hinweise auf diese Einflussfaktoren; diese stark vereinfachte Darstellung „unterschlägt" die komplexen Wechselwirkungen zwischen dem chronisch kranken Kind und seiner Familie. Selbstverständlich werden Krankheitsvorstellungen im familiären Kontext weitergegeben und die kindlichen Konzepte werden vom Krankheitswissen der Eltern geprägt. Hierbei können die familiären und kindlichen Konzepte extrem von einem evidence-basierten Expertenkonzept abweichen. Nur durch einen intensiven Austausch zwischen Experten und Betroffenen und letztlich durch ein verändertes Rollenverständnis auf der Seite des Arztes/Therapeuten und Patienten (Kind und seiner Familie) wird eine optimale Patientenorientierung im Gesundheitswesen möglich (vgl. Kasten 2).

Kasten 2: **Neue Rollenverteilung im Kontext der Patientenorientierung.**

Die **Rolle des Arztes/Therapeuten** sollte folgende Aspekte betonen:

- Zeit für den Patienten aufzubringen,
- Wertschätzung gegenüber dem Patienten zu äußern,
- kommunikative Kompetenz im Austausch mit dem Patienten zu entwickeln (zuhören, loben, unterstützen, erlauben) und
- Fachkompetenz zu zeigen, die für den Patienten erkennbar, akzeptierbar und nachvollziehbar ist.

Die **Rolle des Patienten** (des Kindes und seiner Familie) sollte folgende Merkmale unterstreichen:

- Bereitschaft zur aktiven, langfristigen Therapiemitarbeit,
- Umgehen können mit Entscheidungsfreiräumen,
- Aushalten können von Ungewissheit, Verlusten und Ängsten,
- kommunikative Kompetenz im Austausch mit dem Arzt entwickeln (Verhalten berichten, Misserfolge eingestehen, Offenheit zeigen, Zweifel/Ängste mitteilen) und
- Fachkompetenz anzunehmen und Eigenkompetenz schrittweise zu entwickeln.

4. Asthmaschulung

Die Grob- und Feinziele einer Asthmapatientenschulung lassen sich in drei Punkten zusammenfassen. So soll:

- ein verbessertes Krankheits- und Behandlungswissen (Wissen über Ursachen und Verlauf des Asthmas, Wissen über Medikamente, Wissen über Hilfsmittel) vermittelt,
- eine optimierte Wahrnehmung (Wahrnehmung von Auslösern, Körperwahrnehmung / Interozeption) und
- ein Management komplexer Alltagsanforderungen (Fertigkeiten für optimiertes Asthmamanagement, Anfallsprophylaxe und Sekundärprävention, Erwerb sozialer Fertigkeiten und Mobilisierung sozialer Unterstützungsressourcen) ermöglichtwerden.

Diese Ziele werden in Abbildung 2 nochmals illustriert und in Kasten 3 konkretisiert.

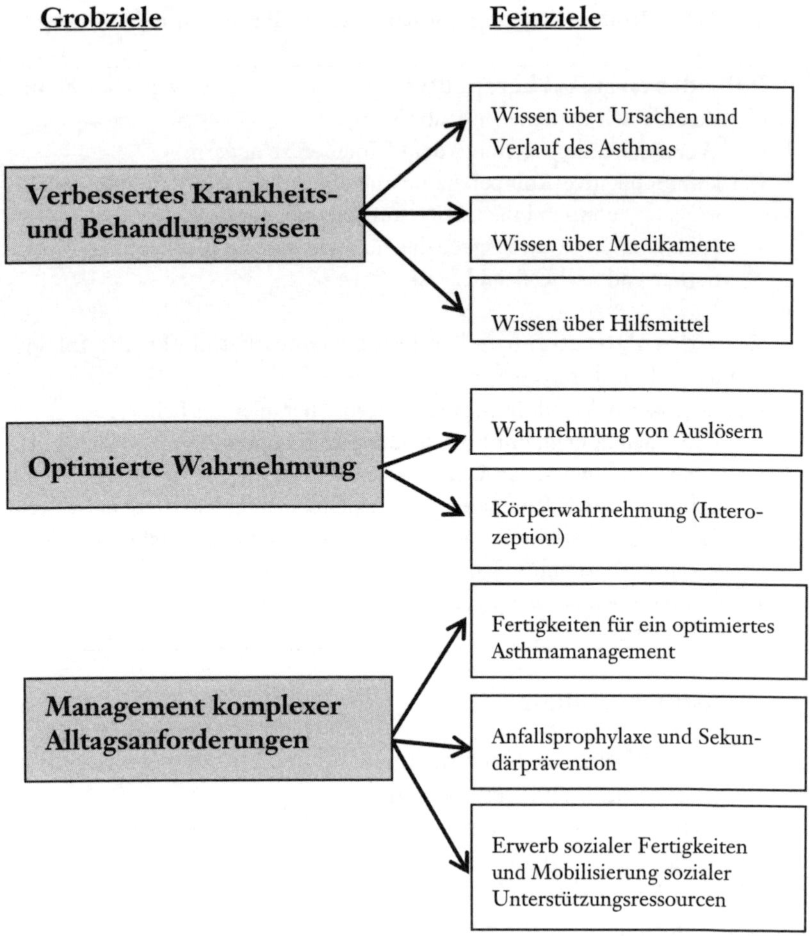

Abbildung 2: Übersicht über Grob- und Feinziele der Asthmaschulung (nach Petermann, 1999, S. 69).

Kasten 3: Ausgewählte Module einer Asthmaschulung (vgl. Mühlig, Schultz, de Vries & Petermann, 2000).

Handlungswissen

- Prophylaxe: Erkennen und Vermeiden von Auslösern, präventive Medikation, angemessene Körperbelastung (mäßiger Sport)
- Monitoring / Verlaufskontrolle: Patiententagebuch, Kontrolle Atemwiderstand (Peak-Flow-Meter), Erkennen von Frühwarnsymptomen (Interozeption)
- Therapieanpassung: bei Peak-Flow-Veränderungen verstärkte Kontrolle (Ampelschema), Medikationsumstellung nach Stufenschema
- Notfallplan: Erkennen von Alarmsymptomen, angemessenes Notfallmanagement (Selbstberuhigung, atemerleichternde Stellung, korrekter Einsatz der Notfallmedikamente, Notarzt)

Fertigkeitstraining

- Einsatz und Handhabung der Monitoring-Hilfen: Peak-Flow-Meter, Patiententagebuch
- Korrekter Gebrauch der Arzneimittel: Dosieraerosol, Pulverinhalatoren, systemisch wirkende Medikamente
- Handhabung von Hilfsmitteln: Inhalationshilfen, Pary-boy
- Einübung von atemtherapeutischen Techniken: atemerleichternde Stellung, Lippenbremse
- Notfallübung: Training sicheren Handelns bei schwerer Attacke (Atemnot-, Selbsthilfetechniken, Einsatz der Notfallmedikation, Hilfe anfordern)

Kompetenzen zum Leben mit der Krankheit

- Krankheitsakzeptanz und emotionale Bewältigung: positiver Umgang mit der Erkrankung (Bewertung)Vermittlung förderlicher Einstellungen: Selbstwirksamkeit, dispositionaler Optimismus
- Lebensstilanpassung: Raucherentwöhnung, Stressvermeidung, angemessenes Körpertraining, Gestaltung des Berufsalltags
- Soziale Integration: Aufrechterhaltung von sozialen Aktivitäten (Geselligkeit, Hobby, Urlaub), Entwicklung von sozialer Kompetenz, Einbeziehung von Angehörigen

Durch die Asthmaschulung sollen unbegründete Ängste durch neue Erfahrungen reduziert werden (vgl. Arbeitsgemeinschaft Asthma-Schulung im Kindes- und Jugendalter, 2003; Guevara, Wolf, Grum & Clark, 2003; Petermann & Walter, 1997; Wolf, Guevara, Grum, Clark & Cates, 2003). Gerade das Asthma zeichnet sich durch eine Vielzahl krankheits- und behandlungsbezogenen Ängste aus, die zu erheblichen Einschränkungen des Kindes und der Familie (vgl. Kasten 4) führen; bei gut 20 bis 25 Prozent der asthmakranken Kindern und Jugendlichen führt dies auch zu Verhaltensstörungen oder psychiatrischen Auffälligkeiten (vgl. Warschburger & Petermann, 2002).

Kasten 4: Beispiel eines ungünstigen emotionalen Krankheitsverarbeitungsmuster in Familien mit asthmakranken Kindern.

Viele asthmakranke Kinder ziehen sich sozial zurück und erleben in der Folge Traurigkeit und Verbitterung. Dies wiederum zieht oft eine übermäßige Fürsorge der Eltern nach sich, die sich in Überbehütung äußert. Die Eltern wollen ihre Kinder dadurch entlasten, dass sie ihnen Aufgaben abnehmen. Auf diese Weise erfahren die Kinder einen noch stärkeren Verlust an Alltagsaufgaben und Betätigungsfeldern. Aus diesem Mangel an positivem Feedback entwickeln sie Selbstzweifel, ein geringes Selbstwertgefühl und kaum Eigenverantwortung im Kontext des Asthmamanagements. Diese immer geringer werdende Eigenverantwortung verstärkt wiederum den sozialen Rückzug der Kinder, sodass hier ein Teufelskreis entsteht, der die Bewältigung des Asthmas immer ungünstiger beeinflusst.

Krankheitsbezogene Ängste im Kontext des Asthmamanagements beziehen sich auf:

- Angst vor dem (nächtlichen) Ersticken,
- angstvolles Beobachten körperlicher Reaktionen,
- Angst vor der Zukunft,
- Angst vor der Unvorhersagbarkeit der asthmatischen Reaktionen und
- Angst, in Familie, Sport, Beruf zu versagen.

Behandlungsbezogene Ängste im Rahmen der chronischen Krankheit Asthma sind:

- Cortisonangst,
- Angst, die Medikamenteneinnahme zu vergessen,
- Angst, von Medikamenten abhängig zu werden,
- Angst, in der Öffentlichkeit ein Dosieraerosol benutzen zu müssen sowie
- Angst, immer mehr Medikamente nehmen zu müssen.

5. Beeinflussbare Risiko- und Schutzfaktoren des Krankheitsmanagements – am Beispiel des Diabetesmanagements

Die Diabetesschulung bildete vor knapp 30 Jahren den Startpunkt der Entwicklung systematischer, verhaltensorientierter Programme zur Verbesserung der Krankheitsbewältigung. Seit dieser Zeit (in Deutschland seit Anfang der 80er Jahre) liegen praxiserprobte Schulungsprogramme vor, für die es auch gesetzliche Regelungen der Kostenerstattung durch die Krankenkassen gibt.

Verhaltenspsychologische Studien haben eine Vielzahl von Merkmalen identifiziert (z.B. Danne et al., 2004; Küver et al., 2004; Noeker, 1998; Steed, Cooke & Newman, 2003), die mit einem günstigen oder ungünstigen Diabetesmanagement verknüpft sind. Merkmale, die mit einem ungünstigen Erkrankungsverlauf einhergehen, stellen Risikofaktoren dar. Umgekehrt werden Merkmale, die mit einem günstigen Diabetesmanagement in Beziehung stehen, als Schutzfaktoren bezeichnet. Mit kinderpsychologischen Interventionen gelingt es, die Risikofaktoren zu reduzieren und die Schutzfaktoren zu stärken, wodurch die Ressourcen von Kind und Familie verbessert werden. Abbildung 3 verdeutlicht in vereinfachter Form den Zusammenhang zwischen möglichen Risiko- und Schutzfaktoren (vgl. dazu auch Kasten 5), dem Diabetesmanagement, kinderpsychologischen Interventionen und möglichen Effekten.

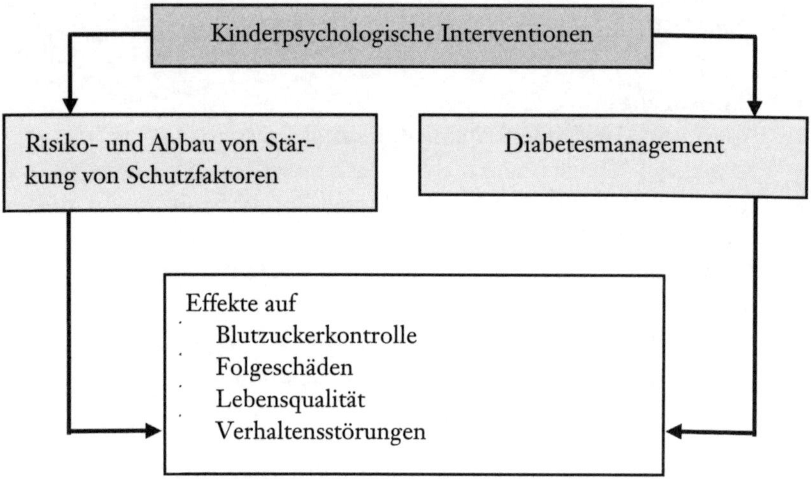

Abbildung 3: Kinderpsychologische Interventionen zur Optimierung des Diabetesmanagements: globale Ziele und Effekte.

Kasten 5: Therapeutisch beeinflussbare Risiko- und Schutzfaktoren beim Diabetesmanagement (nach Noeker & Petermann, 2002, S. 523).

Krankheitsbezogene Faktoren in der Familie

- Verteilung von Verantwortlichkeiten für definierte Bestandteile des Diabetesmanagements und
- elterliche Überwachung der Therapiedurchführung und diabetesbezogene Kommunikation.

Krankheitsunabhängige Faktoren in der Familie

- Ausmaß genereller Konfliktbelastung in der Familie,
- Qualität der familiären Unterstützung und
- familiäre Fertigkeiten im Bereich Kommunikation und konstruktive Problemlösung.

Krankheitsunabhängige Faktoren beim Kind

- Akzeptanz und Integration in der Gleichaltrigengruppe,
- sozial-kommunikative Kompetenzen,
- Ausmaß sozialer Unterstützung und
- Bewältigung der alterstypischen Entwicklungsaufgaben.

Krankheitsbezogene Faktoren beim Kind

- Beherrschung der technisch-handwerklichen Fertigkeiten,
- Umfang des diabetesbezogenen Wissens,
- Befürchtung von Spätfolgen,
- Selbstwirksamkeitserwartungen bezogen auf die Behandlungsanforderungen,
- Toleranz gegenüber den aversiven (schmerzhaften, angstauslösenden) Behandlungsprozeduren,
- Fähigkeit zur korrekten und angstfreien Hypoglykämiewahrnehmung,
- Anpassung der Methode der Insulinsubstitution (konventionell vs. intensiviert) an die individuellen Kompetenzen des Kindes sowie
- Zufriedenheit mit der medizinischen Versorgung, Betreuungskontinuität, Einfühlungsvermögen und Kommunikationsverhalten des Arztes.

6. Elternschulung – am Beispiel der Adipositasschulung

Im Folgenden soll am Beispiel der Adipositas das Vorgehen der Elternschulung illustriert werden. Auch hier bildet die Wissens-vermittlung ein zentrales Element (vgl. Kasten 6). Im Detail werden Informationen über Ätiologie und Aufrechterhaltung der Adipositas und Wissen über die Veränderung des Ess- und Bewegungsverhalten angeboten. Auf diesem Wissen aufbauend sollte die Wahrnehmung des kindlichen Essverhaltens, von Auslösern für Essverhalten sowie das Erkennen von individuellen Geschmackspräferenzen und -aversionen geschult werden. Im Laufe der Schulung soll das familiäre Management der Ge-

wichtsprobleme optimiert werden. Das langfristige Ziel besteht in der Förderung der Selbststeuerung im Sinne einer flexiblen Ernährungskontrolle.
Ein weiteres Ziel der Elternschulung ist die Stärkung der Erziehungskompetenz. Konkret sollen Strategien erlernt werden, mit denen angemessenes Esserhalten beim Kind verstärkt und ein positives Selbstbild des Kindes gefördert wird. Die in der Schulung vermittelten Inhalte müssen durch alltagsgerechte Verhaltensübungen vertieft werden. Eine Prophylaxe gegenüber einem Rückfall in alte, ungünstige Verhaltensgewohnheiten nach Beendigung der Schulung bieten Follow-Up-Schulungen, die in Abständen von jeweils sechs Wochen angeboten werden (vgl. Petermann & Häring, 2003).

Kasten 6: **Inhalte der Adipositas-Elternschulung (vgl. Häring, 2005).**

Anmerkung. Die folgenden Angaben beziehen sich auf eine Elternschulung über einen Zeitraum von sechs Monaten (insgesamt 20 Termine).

1. Gegenseitiges Kennenlernen; Einführung in die Schulungs-materialien (Ernährungs- und Bewegungsprotokolle, Gewichtskurve); Aufbau realistischer Ziele

2. Vermittlung von adipositasspezifischem Hintergrundwissen: Prävalenz der Adipositas; Risiken und Folgeerkrankungen

3. Ursachen- und Entstehungsmodell der Adipositas: Genetische Prädisposition; Essverhalten und familiäre Einflüsse auf das Essverhalten; Bewegungsverhalten und familiäre Einflüsse auf das Bewegungsverhalten

4. Verdeutlichung der Aufgaben der Eltern im Rahmen der Adipositasbehandlung: Krankheitsbezogenes Familienmanagement und spezifische Erziehungskompetenzen

5. Vermittlung von Ernährungswissen I: Lebensmittelgruppen und deren Inhaltsstoffe; optimierte Mischkost

6. Vermittlung von Ernährungswissen II: Funktionen der Nährstoffe
7. Versuche zur Sinnesschulung
8. Einfluss von Bewegung auf den Gesundheitszustand: Energiebedarf und Energiebilanz; Folgen von Bewegungsmangel
9. Diäten und Jo-Jo-Effekt: Stoffwechselprozesse
10. Ernährungspraxis I: Mahlzeitenplanung
11. Ernährungspraxis II: Einkaufstraining
12. Ernährungspraxis III: Zubereitung von schnellen, einfachen und kostengünstigen Mahlzeiten
13. Verhaltensanalyse: In welchen Situationen wird gegessen? Was sind besonders kritische Situationen? Wie kann man kritische Situationen erkennen?
14. Veränderung des Essverhaltens: Entwickeln von Verhaltens-alternativen
15. Stressbewältigung: Was ist Stress? Wie gehe ich mit Stresssituationen um?
16. Entspannungseinheit: Progressive Muskelentspannung
17. Problemlösetraining: Identifikation von Problemen, Definition des Problems; Erarbeiten von Alternativen, Entscheidungsfindung und Überprüfen der Entscheidung
18. Abschlussgespräch
19. Erster Follow-Up-Termin (nach 6 Wochen)
20. Zweiter Follow-Up-Termin (nach weiteren 6 Wochen)

7. Erfolge und Risiken der Patientenschulung

Für den Bereich der Atemwegserkrankungen kann die Teilnahme an Asthmaschulungsprogrammen signifikant krankheitsspezifische Parameter und krankheitsbegleitende Aspekte (Compliance, Selbstmanagementfähigkeiten, Wissen, Lebensqualität, Selbstwirksamkeit) positiv beeinflussen. Aus Kosten-Nutzen-Perspektive tragen Schulungsprogramme zur Reduktion der Schulfehltage, Verringerung der Anzahl von Arztbesuchen, Notfallbehandlungen und Hospitalisationen bei (Volmer, 1997; Wolf et al., 2003).

Obwohl der Bedarf an geprüften Schulungsprogrammen für Kinder und Jugendliche mit Adipositas steigt, liegen diesbezüglich wenige Evaluationsstudien vor. Viele Erfahrungen in der Behandlung der Adipositas stammen aus dem amerikanischen Sprachraum und hier vorwiegend aus dem ambulanten Bereich. Die meisten in Deutschland existierenden übergreifenden und klinikspezifischen Interventionsstrategien sind, bis auf wenige Ausnahmen (Siegfried & Siegfried, 2000; Tiedjen, Petermann, Sievers & Stachow, 2000), nicht evaluiert. Inhaltlich greifen diese Programme auf zahlreiche, bereits gut etablierte und evaluierte Verfahren aus der Verhaltenstherapie, wie Verstärkerplan, Stimuluskontrolle und Verhaltensprotokollierung, zurück. Da die Adipositasbehandlung im Kindes- und Jugendalter multimodal und langfristig zu gestalten ist, sind besonders Konzepte sinnvoll, in die die stationäre Rehabilitation eingebettet ist in umfassende Vor- und Nachsorgemaßnahmen, wie Reha-Vorbereitung und ambulante Nachsorge, aber auch Aspekte der Vernetzung, aller beteiligten Institutionen (Hausarzt, Pädiater, Schule, Familie) und Flexibilisierung der Versorgungsangebote sinnvoll erscheinen.

Ungeachtet dieser Erfolge und weiteren Perspektiven besitzen Schulungsprogramme auch Risiken und Probleme, die abschließend kurz benannt werden sollen. So liegen mögliche Risiken der Patientenschulung in einer durch die Schulung entstehenden Selbstüberschätzung des Patienten, einem mangelhaften Einbezug der Bezugspersonen oder der Tatsache, dass eine Schulung zum falschen Zeitpunkt (zu spät, zu oft) erfolgt. Prinzipiell stellen Schulungen ohne ärztliche (Nach-) Betreuung und ein kontinuierliches Feedback des behandelnden Arztes ein Risiko für den Patienten dar.

Literatur

Arbeitsgemeinschaft Asthmaschulung im Kindes- und Jugendalter e.V. (2003). Qualitätssicherung in der Asthmaschulung von Kindern und Jugendlichen (2. erweit. Aufl.). München: Zuckschwerdt.

Danne, T., Beyer, P., Holl, R.W., Kiess, W., Kordonouri, O., Lange, K., Lepler, R., Marg, W., Neu, A., Petersen, M. & Ziegler, R. (2004). Diagnostik, Therapie und Verlaufskontrolle des Diabetes mellitus im Kindes- und Jugendalter. Diabetes und Stoffwechsel, 13, 57-69.

Guevara, J.P., Wolf, F.M., Grum, C.M. & Clark, N.M. (2003). Effects of educational interventions for self management of asthma in children and adolescents: systematic review and meta-analysis. British Medical Journal, 326, 1308-1309.

Häring, J. (2005). Elternschulung: Management von Übergewicht und Adipositas bei Kindern. Unveröffentliche Dissertation, Universität Bremen.

Küver, C., Beyer, M., Gensichen, J., Ludt, S., Schmitz, A., Szecsenyi, J. & Gerlach, F.M. (2004). Erhebung und Bewertung von Schulungsprogrammen für Patienten mit Diabetes mellitus Typ 1 und Typ 2, Asthma, COPD, KHK, Hypertonie, Herzinsuffizienz und Brustkrebs in Deutschland. Zeitschrift für ärztliche Fortbildung und Qualität im Gesundheitswesen, 98, 393-402.

Mühlig, S., Schultz, K., de Vries, U. & Petermann, F. (2000). Grundlagen der Patientenschulung bei Asthma. In F. Petermann & P. Warschburger (Hrsg.), Asthma bronchiale (S. 147-176). Göttingen: Hogrefe.

Noeker, M. (1998). Selbstmanagement, Compliance und glykämische Kontrolle beim Typ-I-Diabetes. In F. Petermann (Hrsg.), Compliance und Selbstmanagement (S. 201-215). Göttingen: Hogrefe.

Noeker, M. & Petermann, F. (2002). Interventionsverfahren bei chronisch kranken Kindern und deren Familien. In F. Petermann (Hrsg.), Lehrbuch der Klinischen Kinderpsychologie und -psychotherapie (5. korr. Aufl., S. 513-540). Göttingen: Hogrefe.

Petermann, F. (1997). Patientenschulung und Patientenberatung (2. vollst. überarb. und erweit. Aufl.). Göttingen: Hogrefe.

Petermann, F. (Hrsg.) (1998). Compliance und Selbstmanagement. Göttingen: Hogrefe.

Petermann, F. (1999). Asthma bronchiale. Göttingen: Hogrefe.

Petermann, F. & Häring, J. (2003). Elternschulung bei adipösen Kindern und Jugendlichen. In F. Petermann & V. Pudel (Hrsg.), Übergewicht und Adipositas (S. 263-277). Göttingen: Hogrefe.

Petermann, F. & Walter, H.J. (1997). Patientenschulung mit asthmakranken Kindern und Jugendlichen. In F. Petermann (Hrsg.), Patientenschulung und Patientenberatung (2. erweit. Aufl., S. 123-142). Göttingen: Hogrefe.

Petermann, F. & Wiedebusch, S. (2001). Patientenschulung mit Kindern: Wie lassen sich subjektive Krankheits- und Behandlungskonzepte berücksichtigen? Kindheit und Entwicklung, 10, 13-27.

Schmidt, L.R. & Dlugosch, G.E. (1997). Psychologische Grundlagen der Patientenschulung und Patientenberatung. In F. Petermann (Hrsg.), Patientenschulung und Patientenberatung (S. 23-51). Göttingen: Hogrefe.

Siegfried, W. & Siegfried, A. (2000). Langzeittherapie von hochgradiger Adipositas bei Jugendlichen. Kindheit und Entwicklung, 9, 102-107.

Squyres, W.D. (1980). Patient education. An inquiry into the state of art. New York: Springer.

Steed, L., Cooke, D. & Newman, S. (2003). A systematic review of psychosozial outcomes following education, self-management and psychological interventions in diabetes mellitus. Patient Education and Counseling, 51, 5-15

Tiedjen, U., Petermann, F., Sievers, K. & Stachow, R. (2000). Langfristige Effekte der Adipositastherapie in der stationären Rehabilitation von Kindern und Jugendlichen. Kindheit und Entwicklung, 9, 94-101.

Volmer, T. (1997). Wirtschaftlichkeitsüberlegungen bei Patientenschulungen. In F. Petermann (Hrsg.), Patientenschulung und Patientenberatung (S. 101-120). Göttingen: Hogrefe.

Warschburger, P. & Petermann, F. (2002). Belastungen bei chronisch kranken Kinder und deren Familien. In F. Petermann (Hrsg.), Lehrbuch der Klinischen Kinderpsychologie und –psychotherapie (5. korr. Aufl., S. 479-511). Göttingen: Hogrefe.

Wolf, F.M., Guevara, J.P., Grum, C.M., Clark, N.M. & Cates, C.J. (2003). Educational interventions for asthma in children (Cochrane Review). In The Cochrane Library, Issue 3. Chichester: Wiley.

Angehörigenarbeit und Patientenorientierung in der Pflege

Julia Lademann

Pflegebedürftigkeit in Deutschland

In Deutschland gibt es etwa zwei Millionen Pflegebedürftige, die Leistungen aus der Pflegeversicherung (SGB XI) beziehen. Von diesen wird rund die Hälfte ausschließlich von Angehörigen Zuhause versorgt, während etwa 400.000 von Pflegediensten (meist in Zusammenarbeit mit Angehörigen) ebenfalls häuslich betreut werden und lediglich 600.000 leben in stationären Pflegeeinrichtungen (Statistisches Bundesamt 2003). Den Großteil der häuslichen Pflege haben Angehörige bereits vor der Einführung der Pflegeversicherung gewährleistet. Mit dem SGB XI soll dieses Engagement gestärkt und gefördert werden, indem die pflegerische Versorgung ausdrücklich an Laien delegiert wird. Mit der Prämisse „ambulant vor stationär“ bezüglich der Betreuung Pflegebedürftiger soll sowohl eine prioritäre häusliche Versorgung forciert werden als auch die Übernahme der Pflegearbeit durch informelle Netzwerke, also durch Angehörige. Demnach soll durch die Pflegeversicherung neben der Stärkung der „Ambulantisierung“ auch eine Stärkung der „Informalisierung“ von Versorgungs- und Betreuungsleistungen erzielt werden. Die Unterstützung informeller Hilfesysteme ist auch dringend notwendig, da diese aufgrund soziodemografischer Entwicklungen eher ab- denn zunehmen: Mit steigender Lebenserwartung und einem steigenden Anteil älterer Menschen wird zukünftig auch ein erhöhter Bedarf an Betreuung und pflegerischer Versorgung zu decken sein – das Potential informeller Hilfen wird dagegen eher sinken; dies lässt sich beispielsweise ablesen an der Zunahme von Einzelhaushalten - besonders von Frauen mit steigendem Alter - sowie der zunehmenden Berufstätigkeit von Frauen (Statistisches Bundesamt 2004) und dem geringen Engagement von Männern in der häuslichen Pflege. Häusliche Pflege ist Familienarbeit, die immer noch in erster Linie von Frauen geleistet wird – so sind 80% der pflegenden Angehörigen Frauen (Schneekloth & Müller 2000); die nach dem SGB XI als rentenversicherungspflichtig geltenden Hauptpflegepersonen[10] werden sogar zu mehr als 90% von Frauen gestellt (Statistisches Bundesamt 2003).

Bürgerorientierung und Selbstverantwortung in der Gesundheitsversorgung

Entsprechend der aktuellen Diskussion soll sich das Gesundheitssystem zu einem „bürgerorientierten" entwickeln (Badura, Hart & Schellschmidt 1999) und zwar mit einer Betonung auf mehr Selbstverantwortung und Stützung von Eigenaktivitäten bei denjenigen, welche (potentiell) gesundheitliche Leistungen erhalten. Gemeint sind damit in erster Linie die Patienten und Patientinnen, für die es darum gehen soll, von der Rolle der passiv Kranken zu aktiven Beteiligten zu werden. Dies drückt sich darin aus, dass sie zunehmend als Partner bzw. Partnerinnen oder gar Kunden und Kundinnen im Gesundheitssystem betrachtet werden und damit auch als Bewerter und Bewerterinnen von Gesundheitsleistungen an Bedeutung gewinnen (Dierks & Schwartz 2003). Damit soll die Wende von der traditionell paternalistischen Beziehung zwischen professionellen Gesundheitsdienstleistern und Patientinnen und Patienten zu einem mehr gleich-berechtigten, partizipativen Umgang eingeleitet werden, was beispielsweise mit der geteil-

---

[10] Als solche gelten nicht Erwerbstätige ab einer bestimmten Stundenzahl geleisteter Pflege (SGB XI).

ten Entscheidungsfindung („shared decision making") bei Diagnose und Therapie in der gesundheitlichen Versorgung erreicht werden kann (Scheibler 2004). Insgesamt soll durch solche und andere Maßnahmen das Selbstbestimmungsvermögen der Betroffenen unterstützt und gefördert werden. Dieser partizipative Ansatz lässt sich ebenso auf pflegende Angehörige übertragen, da sie eine entscheidende Rolle in der gesundheitlichen Versorgung spielen. Sie sind ebenfalls Beteiligte und zwar sehr aktiv Beteiligte, die allerdings im Rahmen dieser Diskussion bislang kaum als solche wahrgenommen werden. Wie sich pflegende Angehörigen selbst als Beteiligte im Versorgungssystem positionieren und in wie weit sie sich in ihrer aktiven Rolle im Versorgungssystem wahrgenommen und unterstützt sehen, wird im Rahmen eines Promotionsvorhabens an der Universität Bremen von der Autorin untersucht[11].

Die Rollen pflegender Angehöriger im Gesundheitssystem

In der häuslichen Versorgung Schwerstpflegebedürftiger kann die Bedeutung pflegender Angehöriger und deren Positionierung im Gesundheitssystem besonders anschaulich gemacht werden, da diese Art der Versorgung ohne Einbindung Angehöriger praktisch kaum realisierbar ist. Es zeigt sich, dass sich analog bzw. ganz ähnlich zu den diskutierten aktiven Rollen der Patientinnen und Patienten (vgl. Dierks & Schwartz 2003) auch die pflegenden Angehörigen im Versorgungssystem positionieren. Sie präsentieren sich in folgenden aktiven Rollen:

---

[11] Bei der Untersuchung handelt es sich um eine qualitative Studie, bei der leitfadengestützte Interviews mit pflegenden Angehörigen im Bereich der häuslichen Schwerstkrankenpflege bzw. „high-tech home care" durchgeführt wurden (www.asfg.uni-bremen.de); für diesen im angloamerikanischen feststehenden Begriff einer Versorgungsform für schwerkranke, beispielsweise beatmete, künstlich ernährte oder anderweitig mit medizinisch-technischer Versorgung ausgestatteter häuslicher Pflege (die vormals ausschließlich in Krankenhäusern realisiert wurde), gibt es im deutschen Gesundheitssystem bislang keine gesonderte Bezeichnung sowie keine speziell darauf zugeschnittenen Versorgungsstrukturen (zu „high-tech home care" und „hospital at home" vergleiche Lademann 2002, Ewers 2003).

- Sie sind *Leistungserbringerinnen*[12] in der pflegerischen, hauswirtschaftlichen und psychosozialen Versorgung der Pflegebedürftigen.
- Sie sind *Nutzerinnen bzw. Kundinnen* von ambulanten Pflegediensten, Home Care Firmen, Sanitätshausdiensten usw.
- Sie sind *Klientinnen* der professionellen Pflege hinsichtlich Schulung und Beratung.
- Sie sind (idealerweise) *Partnerinnen* der pflegerischen und medizinischen Profession bei Entscheidungsfindungen („shared decision making") zur gesundheitlichen Versorgung der Pflegebedürftigen[13].

Diese aktiven Rollen ermöglichen es pflegenden Angehörigen nicht nur, die Versorgung zu gewährleisten, sondern verdeutlichen auch die Notwendigkeit zur Partizipation und der Unterstützung ihres Selbstbestimmungsvermögens. Bislang werden Angehörige im Versorgungssystem allerdings entweder gar nicht oder kaum wahrgenommen bzw. als „geduldete Gäste", wenn sie sich den Gegebenheiten des Systems anpassen, oder aber, wenn sie dies nicht tun, als lästige und fordernde Quertreiber (Haas-Unmüßig 2002). In den Diskussionen zur aktuellen Entwicklung im Gesundheitssystem sollte daher nicht nur über die Rolle und Beteiligung der Patientinnen und Patienten nachgedacht werden, sondern auch die Bedeutung des aktiven Parts der pflegenden Angehörigen wahrgenommen werden. Dies bildet die Voraussetzung zur Gestaltung einer effektiven Zusammenarbeit zwischen ihnen und den Professionellen im Gesundheitssystem, mit dem gemeinsamen Ziel, eine gute Versorgung und Betreuung der Pflegebedürftigen zu erreichen.

---

12 Da wie bereits erwähnt, die meisten pflegenden Angehörigen Frauen sind, werden in dieser Aufzählung die weiblichen Bezeichnungen verwendet.

13 Im Falle der ambulanten Schwerstkrankenpflege bzw. „high-tech home care" sind die Pflegebedürftigen selbst zumeist nicht in der Lage, sich an ihrer Versorgung und an Entscheidungen zu beteiligen.

Patientenorientierung durch Berücksichtigung pflegender Angehöriger.

Angehörige, die sich in der Betreuung Pflegebedürftiger engagieren, sind in der Regel sehr daran interessiert, diesen eine qualitativ gute und den individuellen Erfordernissen entsprechende gesundheitliche Versorgung zukommen zu lassen. Da sich gerade Schwerstpflegebedürftige nicht oder kaum selbst zu ihren eigenen Bedürfnissen äußern können, handeln Angehörige in der Regel anwaltschaftlich für diese. Die Motivation dafür entspringt zumeist der emotionalen Bindung zwischen ihnen und den Pflegebedürftigen, so dass das Interesse an einer patientenorientierten Versorgung auf Seiten der Angehörigen besonders groß ist[14]. Da Angehörige die Pflegebedürftigen zumeist am besten kennen, können sie von den Professionellen als „Wissens-Ressource" genutzt werden, um eine patientenorientierte Versorgung zu realisieren. Darüber hinaus kann das Gesundheitssystem nicht alle Bedürfnisse hinsichtlich einer patientenorientierten Versorgung befriedigen, wie z.B. bestimmte soziale und emotionale Bedürfnisse, die aber durch die emotionale Zuwendung durch Angehörige erfüllt werden können. Dafür muss im System Platz sein, es muss vorgesehen sein, d.h. es muss akzeptiert und berücksichtigt werden. Die häusliche Versorgung ist in der Regel im Sinne der Pflegebedürftigen selbst und kann auch gezielt patientenorientiert umgesetzt werden, wenn eine Einbettung in das soziales Umfeld und die Berücksichtigung lebensweltlicher Belange stattfindet. Daher ist eine Stärkung der Angehörigen, die einen wichtigen Part der sozialen und lebensweltlichen Bezüge der Pflegebedürfti-

---

14 Die Motivation zur Übernahme häuslicher Pflege ist allerdings nicht bei allen Angehörigen freiwillig und auch nicht „automatisch" im besten Sinne der Pflegebedürftigen: Verpflichtung, soziale Erwünschtheit, finanzielle Zwänge und schwierige Beziehungsmuster zwischen Angehörigen und Pflegebedürftigen können zu emotionalen Verstrickungen führen (vgl. Frauengesundheitsbericht Bremen 2001, Senator für Arbeit, Frauen, Gesundheit, Jugend und Soziales), so dass manche Angehörige nicht unbedingt die „besten" Absichten haben. Dies kann bewusst oder auch unbewusst der Fall sein, weshalb dies im Sinne von Patientenorientierung auf Seiten des professionellen Versorgungssystems wahrgenommen werden muss.

gen darstellen und ohne die eine häusliche Pflege zumeist gar nicht realisierbar ist, dringend notwendig. Wenn Angehörige darüber hinaus in ihrer Kompetenz und ihrem Vermögen zu pflegen gestärkt werden, sind sie am ehesten in der Lage, eine gute Versorgung zu leisten, die im Sinne der Patienten und Patientinnen ist. Dies alles spricht dafür, zur Umsetzung einer patientenorientierten Versorgung nicht nur diese selbst in den Blick zu nehmen, sondern ebenso deren soziales Netzwerk. Dieses zu stützen und zu stärken ist gerade dann besonders sinnvoll und notwendig, wenn es um häusliche Pflege geht. Ansätze hierfür bieten – analog zur Stärkung der aktiven Rolle der Patientinnen und Patienten - Partizipation und Empowerment bei pflegenden Angehörigen, also deren gezielte Einbeziehung und Beteiligung am Versorgungs-geschehen sowie die Stärkung ihres Selbstbestimmungsvermögens.

Ansätze für Partizipation und Empowerment bei pflegenden Angehörigen

Die Potentiale und Ressourcen, über die pflegende Angehörige verfügen, um die Betreuungs- und Versorgungsarbeit im Sinne der Pflegebedürftigen durchführen zu können, sind weder einfach abrufbar, noch unerschöpflich. Daher ist es notwendig, dass Angehörige vom Versorgungssystem gezielt in die Lage versetzt werden, sich am Versorgungsgeschehen in einem für sie adäquaten Umfang sowie Art und Weise zu beteiligen. Dazu können folgende Ansätze zählen, die bislang allerdings noch nicht systematisch realisiert werden:

- Information und Beratung,
- Anleitung, Schulung und Supervision sowie
- Absprachen hinsichtlich Zuständigkeiten von Angehörigen und Professionellen im Versorgungsgeschehen.

Idealerweise erfolgt eine Entscheidung zur Übernahme einer häuslichen Versorgung im Sinne von „shared decision making“ zusammen mit Professionellen aus Pflege und Medizin. Haben sich Angehörige dazu entschieden, häusliche Pflege ganz oder teilweise zu übernehmen, benötigen sie gerade zu Beginn eine Reihe an Informationen, sowohl über den Gesundheitszustand der pflegebedürftigen Person als auch über das bisherige und zukünftige Versorgungsgeschehen. Angehörige, die (zukünftig) pflegen, wollen informiert werden bzw. suchen sich selbst gezielt Informationen und machen die Erfahrung, dass dies für sie hilfreich ist. Wichtig ist dabei, dass Informationen auch adäquat vermittelt werden, also dem intellektuellen und emotionalen Zustand der Angehörigen entsprechend. Da sich die pflegerische Situation bzw. der Gesundheitszustand der oder des Pflegebedürftigen stets verändern kann, haben auch routinierte pflegende Angehörige regelmäßigen Informations- und Beratungsbedarf.

Neben der Vermittlung von Wissen spielt in der pflegerischen Versorgung die Vermittlung praktischer Fähigkeiten eine herausragende Rolle. Eine gezielte Anleitung und Schulung dient dazu, dass pflegende Angehörige in die Lage versetzt werden, Versorgungstätigkeiten nach fachlichen Kriterien sachgemäß durchzuführen. Da es sich um die pflegerische Versorgung handelt, erfolgt die Anleitung in erster Linie durch die Pflegeprofession, möglicherweise auch durch Ärzte und Ärztinnen oder Schulungspersonal von Firmen, die notwendige Hilfsmittel und technische Gerätschaften für den häuslichen Einsatz vertreiben. Ein wichtiger Aspekt hinsichtlich Anleitung und Schulung scheint der richtige Zeitpunkt zu sein: Wann können Angehörige in die Versorgung aktiv eingebunden werden? Viele engagieren sich sehr früh in der Pflege (z.B. bereits im Krankenhaus) und zeigen damit ein eher aktives Bewältigungsverhalten, während sich andere zunächst in der Konfrontation mit der Schwerstpflegebedürftigkeit eher nicht dazu in der Lage sehen. Für die Angehörigen bewährt es sich, wenn sie dem Pflegepersonal signalisieren, dass sie pflegerische Tätigkeiten erlernen und übernehmen wollen und wenn dies zu diesem Zeitpunkt auch aufgegriffen wird. Angehörige profitieren von einer systematischen Anleitung, die explizit auf Selbstbefähigung hinzielt, indem ihnen Möglichkeiten aufgezeigt werden, selbst zu Expertinnen und Experten der jeweiligen Versorgungssituation zu werden (was im Gegensatz zum kontrollorientierten Lernen steht, bei dem ausschließlich die Professionellen die Experten bzw. Expertinnen bleiben).

Eine klare Absprache hinsichtlich Zuständigkeiten von Angehörigen und Professionellen im Versorgungsgeschehen stellt eine ganz entscheidende Voraussetzung dar, um Partizipation und Empowerment bei pflegenden Angehörigen realisieren zu können. Zunächst muss erst einmal bewusst werden, dass es in der pflegerischen Versorgung verschiedene Rollen gibt: Die der Angehörigen als Laien und die der Professionellen. Als pflegende Angehörige erwerben sich Laien in pflegerischen Tätigkeiten Kompetenzen, die Professionelle auch haben und entwickeln eine eigene Expertise in der Versorgung einer bestimmten pflegebedürftigen Person. Darüber hinaus sind die Laien in ihrer Beziehung zu den Pflegebedürftigen nicht nur Pflegende, sondern eben auch Angehörige, d.h. sie sind Tochter, Lebensgefährtin, Mutter, Ehemann, Freundin oder Freund usw. Damit sind pflegende Angehörige in einem Ausmaß emotional involviert, wie es Professionelle nicht sind. Sowohl den Professionellen muss klar sein, dass die Laien nicht nur Pflegende, sondern eben auch Angehörige sind und auch für die Angehörigen ist es hilfreich, sich über ihre eigene Rollen als Pflegende und Angehörige klar zu werden. Dies ist z.B. dann von Bedeutung, wenn es darum geht, Versorgungstätigkeiten durchzuführen, die für die pflegebedürftige Person peinlich, unangenehm oder schmerzhaft sein können. Aufgrund des großen zeitlichen Aufwandes für Versorgungstätigkeiten gerade in der häuslichen Schwerstkrankenpflege kommt es nicht selten vor, dass sich pflegende Angehörige gegenüber der oder dem Pflegebedürftigen ausschließlich als Pflegepersonen wahrnehmen und ihre Funktion als „Angehörige“ zu kurz kommt. Daher kann es für pflegende Angehörige ausgesprochen hilfreich sein, wenn professionell Pflegende dieses Bedürfnis erkennen und entsprechend handeln. So können sie beispielsweise bestimmte pflegerische Tätigkeiten (z.B. schmerzhafte), die Angehörige nicht durchführen wollen, übernehmen; oder sie übernehmen die Pflege in bestimmten Situationen, für eine bestimmte Zeitdauer, in der die Angehörigen ausdrücklich nicht als Pflegepersonen auftreten wollen oder können. Wie kompetent Angehörige als Pflegende sein wollen, sollen oder können ist daher individuell und situativ zu klären und bedarf einer expliziten Aushandlung mit den Professionellen.

Möglichkeiten der Angehörigenarbeit

Eine gezielte Angehörigenarbeit mit den Schwerpunkten „Information und Schulung“ wird in erster Linie von der professionellen Pflege sowie von den Sozialdiensten der Krankenhäuser geleistet. In der ambulanten und teilweise bereits in der stationären Pflege werden Angehörige angeleitet, damit sie die Versorgung Pflegebedürftiger übernehmen können. Daneben bieten Kranken- und Pflegekassen Pflegekurse an, welche der Schulung von Angehörigen hinsichtlich konkreter pflegerischer Tätigkeiten im häuslichen Bereich dienen; diese werden in der Regel ebenfalls von professionellen Pflegekräften durchgeführt. Spezielle Beratungsangebote für pflegende Angehörige, die zur Organisation der häuslichen Pflege und über Entlastungsmöglichkeiten beraten sowie zum Teil eine psychosoziale Beratung anbieten, werden von Wohlfahrtsverbänden gestellt und von diesen sowie öffentlichen Mitteln finanziert. Eine weitere Möglichkeit zur professionellen Beratung pflegender Angehöriger stellt der Beratungsbesuch nach dem Pflegeversicherungsgesetz dar (§ 37 SGB XI), welcher der Sicherung und Qualität der häuslichen Pflege mittels Beratung über praktische pflegefachliche Belange leisten soll; allerdings sind die Rahmenbedingungen für dieses Beratungsangebot bislang noch ausgesprochen ungünstig[15], so dass über eine Verbesserung dessen Wirksamkeit zu diskutieren ist (Schieron 2003). Darüber hinaus gibt es im Bereich der Selbsthilfe eine Reihe an selbst oder professionell geleiteten Angehörigengruppen, die dem Informations- und Erfahrungsaustausch dienen, welche zumeist krankheitsspezifisch organisiert sind (z.B. Angehörigengruppen bei

---

[15] Zum einen ist der Beratungsbesuch nicht freiwillig und hat demnach für Angehörige und Pflegebedürftige Kontrollcharakter; darüber hinaus ist die für Pflegedienste abrechenbare Leistung mit 16 bis 26 ausgesprochen gering (Schieron 2003); zur Beratung in der Pflege bzw. Beratung pflegender Angehöriger vgl. Koch-Straube 2001, Becker 1997, Buijssen 1996.

Demenz, Wachkoma oder Schlaganfall der Pflegebedürftigen). Alle genannten Angebote für pflegende Angehörige laufen in der Regel parallel und sind je nach regionalen Gegebenheiten noch kaum miteinander verzahnt; ein positives Beispiel zur Bündelung von Informations-, Schulungs- und Beratungsangeboten für pflegende Angehörige gibt es in der Stadt Berlin: Das BeSIZ (Berliner Service- und Informations-Zentrum für Angehörigenarbeit) vermittelt zu verschiedenen Angeboten im Bereich der Angehörigenarbeit (www.besiz.de).

Ausblick: Souveräne Angehörige zur Stärkung von Patientenorientierung

Wie beschrieben, müssen zur Umsetzung von Patientenorientierung in der häuslichen Versorgung Pflegebedürftiger nicht nur die Patienten und Patientinnen selbst in den Blick genommen werden, sondern gerade auch ihr soziales Umfeld. Im Sinne eines bürgerorientierten Gesundheitswesens sollte die Diskussion um mehr Souveränität und Kompetenz von Patientinnen und Patienten auch auf die Situation pflegender Angehöriger erweitert werden. Je besser pflegende Angehörige in die Lage versetzt und unterstützt werden, eine qualitativ angemessene häusliche Versorgung Pflegebedürftiger zu gewährleisten, umso höher ist die Chance, dass dies gemäß patientenorientierter Kriterien erfolgt. Bislang wurden pflegende Angehörige im Versorgungssystem in erster Linie hinsichtlich ihres Nutzens oder sogar als Störfaktoren wahrgenommen. Mithilfe von Partizipation und Empowerment können nicht nur ihre versorgenden Ressourcen gestärkt werden, sondern sie können auch besser die Grenzen ihrer eigenen Leistungsmöglichkeiten erkennen. Dies ist zum einen für eine dauerhafte tragfähige häusliche Versorgung unabdingbar und kann zum anderen der Realisierung des expliziten Anspruchs nach mehr Selbstbestimmung in einem bürgerorientierten Gesundheitssystem dienen.

Literatur

Badura B, Hart D, Schellschmidt H (1999). Bürgerorientierung des Gesundheitswesens. Nomos, Baden-Baden

Becker R (1997). Häusliche Pflege von Angehörigen. Beratungskonzeptionen für Frauen. Mabuse-Verlag, Frankfurt

Buijssen H (1996). Die Beratung von pflegenden Angehörigen. Psychologie-Verlag, Weinheim

Dierks M, Schwartz F (2003). Patienten, Versicherte, Bürger – die Nutzer des Gesundheitswesens. In: Schwartz F et al. (Hg). Das Public Health Buch. Gesundheit und Gesundheitswesen. Urban & Fischer, München

Ewers M (2003). High Tech Home Care. Optionen für die Pflege. Huber, Bern

Haas-Unmüßig P (2002). Angehörige – stören sie die Pflege? Pflegezeitschrift 5, S. 2-6

Koch-Straube U (2001). Beratung in der Pflege. Huber, Bern

Lademann J (2002). Hospital at Home – Konzepte und Entwicklungslinien. In: Schaeffer D, Ewers M (Hg). Ambulant vor stationär. Perspektiven für eine integrierte ambulante Pflege Schwerkranker. Huber, Bern, S. 286-302

Scheibler F (2004). Shared Decision-Making. Von der Compliance zur partnerschaftlichen Entscheidungsfindung. Huber, Bern

Schieron M (2003). Der Beratungsbesuch SGB XI – Chance und Herausforderung für die Pflege. Der Pflegbrief 4 (75), S. 2-4 (www.pflegen-online.de)

Schneekloth U, Müller U (2000). Wirkungen der Pflegeversicherung. Schriftenreihe des Bundesministeriums für Gesundheit, Band 127. Nomos, Baden-Baden

Statistisches Bundesamt (2003). Bericht: Pflegestatistik 2001 – Pflege im Rahmen der Pflegeversicherung – Deutschlandergebnisse, Statistisches Bundesamt, Zweigstelle Bonn

Statistisches Bundesamt (2004). Frauen in Deutschland. Statistisches Bundesamt, Wiesbaden

Senator für Arbeit, Frauen, Gesundheit, Jugend und Soziales (2001). Frauengesundheitsbericht
Bremen 2001 (www.bremen.de/info/frauengesundheitsbericht

Bessere Gesundheitsversorgung zum Nutzen der Patientinnen und Patienten

- Steuerung aus den Perspektiven Qualität und Ökonomie -

Gerd Glaeske

Die medizinischen Behandlungen im Rahmen von gesetzlichen oder staatlichen Versicherungssystemen werden mehr und mehr an den Indikatoren Qualität und Effizienz gemessen. Das kann nicht erstaunen, da schon immer die Anforderung bestand, im Rahmen begrenzter finanzieller Ressourcen – und dies gilt für alle Gesundheitssysteme weltweit, auch für die privat finanzierten – ein möglichst gutes Ergebnis zu erzielen. Der scheinbare Widerspruch liegt darin, dass der Einsatz von finanziellen Mitteln für Gesundheitsleistungen prinzipiell unbegrenzt, ja unbegrenzbar ist – immer wieder werden Leistungen angeboten, die als sinnvoll für die medizinische Versorgung propagiert werden und möglicherweise sogar individuelle Vorteile zu bieten scheinen, die aber letztlich keinerlei Nutzen für die Gesundheit insgesamt mit sich bringen, sondern sogar problematisch und gefährlich sein können – die Angebote reichen von Vorsorgeuntersuchungen bis hin zu Wellness-Angeboten. Beispiel PSA-Test

Ein Beispiel für eine besonders emotional und kontrovers diskutierte medizinische Leistung ist derzeit der Test auf ein Prostata-Spezifisches Antigen zur Krebsvorsorge bei Männern, besser bekannt PSA-Test.

Weltweit wird derzeit versucht, diesen Test zu Lasten der Krankenversicherungen als Screeningverfahren zur Früherkennung eines Prostata-Krebs einzuführen, es wird gar von Rationierung gesprochen, wenn diese angeblich sinnvolle Leistung nicht ab sofort allen männlichen Versicherten in einem bestimmten Lebensalter zur Verfügung gestellt wird, die Deutsche Gesellschaft für Urologie und der Berufsverband der Deutschen Urologen empfiehlt diesen Test für alle Männer im Alter von 50 – 75 Jahren – für 15 - 25 Euro pro Test, die derzeit noch privat bezahlt werden müssen. Vier Millionen Tests für 60 – 100 Millionen Euro pro Jahr, so die Schätzungen, werden in Deutschland bereits pro Jahr im wahrsten Sinne des Wortes „an den Mann" gebracht, durchgeführt unter dem Aspekt, frühzeitig Krebsfälle zu entdecken, Chancen für wirksame Interventionen nicht zu verpassen und sich alles in allem mehr Sicherheit für seine Gesundheit erkaufen zu können. Ist das wirklich so? Die Zahlen aus klinischen Untersuchungen sprechen eine ganz andere Sprache (Koch, 2002 und Weymayr, Koch 2003). Nach US-Zahlen werden von 1000 Männern, die heute 65 Jahre alt sind, in den nächsten 10 Jahren acht an Prostatakrebs sterben. Gleichzeitig wird aber betont, dass unklar ist, wie viele dieser acht Männer dank des Tests länger leben. Und zugleich wird darauf hingewiesen, dass die meisten der übrigen 992 Männer erheblich Nachteile erfahren, weil die Anzahl der falsch positiven und falsch negativen Ergebnisse höher als die Anzahl der richtig entdeckten Krebse. Es gibt nämlich eine große Anzahl von Tumoren, die von dem Test nicht erkannt werden, wenn der übliche Grenzwert von 4 ng/ml angelegt wird: Auf 100 richtig entdeckte Tumoren kommen 25 bis 250 Tumoren, für die der PSA-Wert niedriger liegt und die daher übersehen werden. Gleichzeitig entfallen auf 100 richtig entdeckte Tumoren 180 bis 250 Fehlalarme, die über eine Gewebeprobe abgeklärt werden, ein operativer Eingriff, der nicht ohne zwingenden Grund vorgenommen werden sollte. Durch einen Tastbefund kann der Anteil dieser Fehlalarme zwar erniedrigt werden, dennoch werden auch dann noch bei etwa 100 Männern Gewebeproben aus der Prostata gestanzt. Und noch eine andere Rechnung: Wenn 1000 Männer den Test durchführen lassen, wird der PSA-Wert bei etwa 150 verdächtig hoch ausfallen. In solchen Fällen soll eine Gewebeprobe aus der Prostata Sicherheit bringen. Diese Analyse entlarvt aber den hohen Wert bei etwa 110 bis knapp an 150 Männern als Fehlalarm. Ohne den Test wären aber diesen Männern Sorgen und Biopsie erspart geblieben. Hinzu kommt: Nur ein Teil der entdeckten Tumore ist auch gefährlich, bei den anderen wächst der Tumor so langsam, dass er nie Probleme machen würde. Die betroffenen Männer sterben vorher an anderen Erkrankungen. Drei von zehn Tumoren, die durch den PSA-Test entdeckt werden, hätten die Männer nie belastet. Dennoch wird aber therapiert und operiert: Und je nach der Qualifikation der Ärzte bleiben zwei bis sieben von zehn Patienten nach Operationen oder Bestrahlung impotent und/oder inkontinent. Prof. Ludger Pientka von der Universität Bochum kommt daher zu der Bewertung (in Koch, 2002): „Für einen Mann, der dank Früherkennung länger lebt, kann das ein akzeptabler Preis sein, aber für einen Mann, dessen Tumor ohne Test nie entdeckt worden wäre, bedeutet Früherkennung echten Schaden." Dennoch und trotz dieser derzeitigen Kontroversen, die erst im Jahre 2008 durch die Ergebnisse der „European Randomized Study of Screening for Prostate Cancer (ERSPC) geklärt werden könnten, an der 205.000 der 50 – 75 jährigen Männer aus europäischen Ländern teilnehmen: Der Druck ist groß, den Test als Leistung der Krankenversicherung einzuführen, weil, so der Staatssekretär im Saarländischen Sozialministerium Josef Hecken, „die Gewinner nicht nur die Männer sind, denen noch geholfen werden kann, sondern auch die Kassen, weil sie Folgekosten sparen." (nach Koch, 2002). Viele Ärztinnen und Ärzte empfehlen diesen Tests – kein Wunder, es gibt finanzielle Anreize für die Durchführung eines flächendeckenden Sceenings. Auch die Herstellerfirmen werden nicht müde, den Nutzen herauszustellen – die Interessen des medizinisch-industriellen Komplex ist unübersehbar. Und dass einzelne Patienten, die Vorteile von diesem Test hatten, nicht müde werden, den Segen eines solchen Tests zu betonen, kann nicht verwundern. Nur: Der allgemeine Nutzen ist derzeit völlig unklar, die bisherigen Daten zeigen eben nicht, dass durch ein Screening unter dem Strich tatsächlich Menschenleben gerettet werden. Die Qualität der Leistung und damit der Nutzen für die allgemeine Gesundheit von Männern ist bislang nicht ausreichend belegt, die finanziellen Ressourcen wären schlecht eingesetzt und mit Folgeleistungen wie Biopsien oder anderen operativen Eingriffen nach einer hohen Anzahl falsch positiver Ergebnisse belastet, die ohne den Test gar nicht angefallen wären. Und dies hat direkte Auswirkungen für die Patienten – unnötige psychische Belastungen wie Ängste und Unsicherheit und das Risiko körperlicher Beeinträchtigungen durch die operativen Interventionen. Solange keine Evidenz für eine medizinische Intervention vorliegt und der Nutzen im Rahmen von Endpunktstudien (z.B. Senkung der indikationsbezogenen Morbidität oder der Mortalität) nicht dargestellt worden ist, bleibt die Qualität der Versorgung zweifelhaft, eine ökonomische Belastung der Krankenkassen und ihrer Versicherten für solche medizinischen Leistungen wäre Verschwendung. Die Krankenkassen haben vielmehr die Verantwortung, dem Druck des Marktes entgegenzusteuern und ihre Versicherten vor einem solchen Test mit derzeit noch ungewissen Nutzen zu schützen. Jede Art von Verschwendung, muss aber vermieden werden, die Ressourcen – ob personell, institutionell oder finanziell – sollten so alloziert werden, dass die Effizienz der gesundheitlichen Versorgung gewährleistet wird.

Unter-, Über- und Fehlversorgung – zum Schaden der PatientInnen

Unter-, Über- und Fehlversorgung ist nicht nur ineffizient, sie ist auch unethisch, weil Patientinnen und Patienten letztlich geschädigt werden (SVR, 2001): Über- und Fehlversorgung führt zu Krankheiten wie der Arzneimittelabhängigkeit nach der Dauergabe von Benzodiazepin-Tranquilizern und –Hypnotika, geschätzt wird, dass etwa 1,5% der Bevölkerung durch die unnötig lange Verordnung solcher Mittel abhängig geworden sind – in den meisten Fällen iatrogen verursacht. Sie führt zu unnötig auftretenden Herzinfarkten, Schlaganfällen, Brustkrebs und Eierstockskrebs bei Frauen nach der allzu leichtfertigen und viel zu langen Verordnung von Hormonpräparaten in den Wechseljahren. Schließlich ist bekannt, dass eine Hormonbehandlung mit Kombinationsmitteln das Risiko für Brustkrebs schon nach 2,6 Jahren um das fast 1,7fache erhöht, mit Östrogenen alleine um das 1,3 fache und eine Behandlung mit Tibolon um das 1,45fache. Hormonkombinationen erhöhen das Risiko für Herzinfarkte nach 5,2 Jahren um das 1,3fache, die Auswirkung von Östrogen-Monopräparaten ist derzeit noch nicht bekannt. Das Risiko für Schlaganfälle ist durch Hormonkombinationen um das 1,5fache, für Lungenembolien um das doppelte erhöht. Bis zu einem Drittel der Frauen haben im Klimakterium aber gar keine, ein Drittel nach eigenen Angaben geringe Beschwerden. Allenfalls das weitere Drittel fühlt sich massiv durch Beschwerden beeinträchtigt. Bei diesen kann eine Hormontherapie über eine möglichst kurze Zeit gerechtfertigt und sinnvoll sein, zwei Drittel davon können die Hormone bereits innerhalb des ersten Jahres ohne gravierende Auswirkungen wieder absetzen. Wegen dieser nun bekannten Risiken sollten alle Hormonbehandlungen, die zum Schutz vor koronarer Herzerkrankung oder Osteoporose erfolgen, beendet werden (Fath, 2003)

Oder sie führt zu unnötigen Therapien mit Schilddrüsenhormonen zur Behandlung von Kropferkrankungen und Operationen, obwohl durch eine konsequente Jodprophylaxe eine wirksame Maßnahme zur Vermeidung der jährlich etwa 95.000 Kropfoperationen in Deutschland zur Verfügung steht.

Und sie führt zu unnötigen Röntgenleistungen. Eine gerade veröffentlichte Studie des Forschungszentrums für Umwelt und Gesundheit in München (GSF) zeigt, dass weltweit in Deutschland nach Japan die höchste Strahlenbelastung in der Medizin auftritt. Demnach entfällt auf jeden Deutschen pro Jahr eine Röntgen-Strahlendosis von zwei Millisievert (mSv). Diese hohen Werte kommen vor allem durch die Nutzung der Computertomographen zustande, die, so meinen zumindest Kritiker, viel zu häufig in Deutschland stehen und dann natürlich auch genutzt werden. Alleine im Raume München sollen es so viele sein wie in ganz Italien. In Frankreich und in der Schweiz wird nur noch halb so viel geröntgt wie in Deutschland, in England kommt man gar mit sechs- bis siebenmal weniger Strahlenbelastung aus. In der Studie wird nicht daran gezweifelt, dass eine substanzielle Verringerung der Patientendosis ohne Beeinträchtigung der Versorgung möglich ist. (Lossau, 2003)

Aber auch Unterversorgung wird beobachtet: So werden Frauen mit Diabetes trotz der bekannt höheren Prävalenz im Vergleich mit Männern schlechter und weniger mit Insulinen oder oralen Antidiabetika behandelt, Frauen bekommen auch nach einem Herzinfarkt oder Schlaganfall weniger die notwendigen Beta-Rezeptorenblocker (wie z.B. Atenolol), CSE-Hemmer (wie z.B. Somvastatin) oder Thrombozytenaggregationshemmer (wie z.B. Acetylsalicylsäure). Damit sind sie eher gefährdet, erneut einen Herzinfarkt oder Schlaganfall zu erleiden, weil die notwendige und evidenzbasierte medikamen-töse Prophylaxc nicht in ausreichendem Maße durchgeführt wird (Glaeske, Janhsen 2003).

Qualität – Auswirkungen auf die Ökonomie und Effizienz

Die Qualität in der medizinischen Versorgung hat also unmittelbare Auswirkungen auf die Ökonomie und Effizienz in einem Gesundheitssystem: Mangelhafte Qualität führt zu unnötigen Ausgaben, entweder durch überflüssige Leistungen oder durch vermeidbare Folgeerkrankungen im Rahmen von Über- und Fehlversorgung, sie führt aber auch zu einer verringerten Krankheitsbelastung, wenn eine erkennbare Unterversorgung ausgeglichen wird. Eine evidenz- und qualitätsorientierte Einstellung des Diabetes mit den entsprechenden Insulinen und Diabetesteststreifen als Kontrolle kann die Häufigkeit von Erblindungen, Dialysefällen und Amputationen verringern, da der Blutzuckerwert ausreichend kontrolliert werden kann, eine adäquate Therapie mit Kortikoidhaltigen Asthmaaerosolen kann die Häufigkeit von Krankenhauseinweisungen ebenso senken wie die Therapie der Herzinsuffizienz mit ACE-Hemmern.

Die Qualität in der Medizin hat daher auch direkte Auswirkungen auf die Gesundheit der Menschen – Über-, Unter- und Fehlversorgung führen schließlich zu unnötigen Belastungen der Versicherten, entweder auf die Psyche oder auf den Körper. Zu viele Arzneimittel und überflüssige Operationen schaden ebenso wie unterlassene notwendige medizinische Interventionen. Qualität und Effizienz gehören daher zusammen, wenn die Medizin eine patientengerechte Behandlung und

Intervention anbietet. Die Steuerungsaufgaben einer Krankenkasse haben sich daher im Auftrag der Patientenversorgung und des Patientenschutzes an der Qualität der medizinischen Versorgung zu orientieren, zu Ärzten ohne ausreichende Qualifikation zur Behandlung von Diabetes, Herzinsuffizienz oder Wechseljahresbeschwerden oder in Krankenhäuser mit hohen Komplikationsraten oder mangelhafter Prozess- und Ergebnisqualität dürfen Krankenversicherungen gar nicht mehr „hinsteuern", solche Arztpraxen oder Krankenhäuser dürfen gar bei den Behandlungsverträgen gar nicht mehr berücksichtigt werden. Wir brauchen dringend einen Wettbewerb um Qualität, eine Qualitätsoffensive und Anreize für gute und effiziente Medizin – gute Qualität soll vom Markt honoriert, schlechte aber sanktioniert werden. Schon alleine diese Aspekte zeigen die Notwendigkeit, dass Krankenversicherungen in ihrer steuernden Maßnahmen Qualität und Ökonomie zusammenbringen müssen - und was kann schon steuernder wirken als Honorar-auslösende Verträge (Glaeske, Lauterbach et al. 2001).
Dieser Zusammenhang wird oftmals vergessen, wenn von Ärzteorganisationen beklagt wird, dass die Ökonomie über die Medizin gekommen sei und das alle Überlegungen von Qualitätssicherung und –optimierung letztlich doch nur ein Euphemismus für Kostendämpfung oder gar Rationierung sei, also für das bewusste Vorenthalten medizinisch notwendiger Leistungen zuungunsten der Patientinnen und Patienten. Die Ärztinnen und Ärzte waren schon immer verpflichtet, nach dem allgemein anerkannten Kenntnisstand in der Medizin zu behandeln und den wirklichen therapeutischen Fortschritt zu berücksichtigen. Dies wird aber, wie die genannten Beispiele für Unter-, Über- und Fehlversorgung zeigen, keineswegs immer berücksichtigt. Das Einsparpotential durch die Reduzierung von Über- und Fehlversorgung ist erheblich, geschätzt werden in vielen mitteleuropäischen Systemen 10 – 15% von allen Ausgaben, eine finanzielle Ressource, die bei weitem reicht, um die bestehende Unterversorgung auszugleichen. Notwendiges mit der adäquaten Qualität zu tun, dabei die ökonomischen Auswirkungen zu prüfen und dort die Substitution zu bevorzugen, wo kostengünstige Alternativen mit dem Ziel der Effizienzoptimierung eingesetzt werden können, sowie auf Überflüssiges ersatzlos zu verzichten – das sind die

Gebote, die im Rahmen von gesetzlichen oder staatlichen Gesundheitssystemen beachtet werden müssen.

Ein spezielles Thema: Qualität und Ökonomie in der Arzneimittelversorgung

Besondere Bedeutungen haben diese Überlegungen in der Arzneimittelversorgung. Mit ständig steigendem Anteil werden weltweit Arzneimittel zugelassen, beworben und verordnet, die zwar neu und patentgeschützt sind, sich aber nicht durch einen Zusatznutzen gegenüber bereits vorhandenen und auch schon generikafähigen Wirkstoffen auszeichnen, sonder nur durch z.T. extrem hohe Preise auffallen – minimaler Zusatznutzen, maximale Preise! Die meisten dieser Me-too- oder Analogpräparate „verstopfen" den Markt und die Transparenz, sie werden als therapeutischer Fortschritt eingeführt, obwohl sie lediglich als imitative und nicht als wirkliche Innovation bezeichnet werden können. Sie verstellen damit auch den Blick auf die wirklichen Innovationen, die in der relativ geringen Anzahl von 25 bis 35 pro in den europäischen Ländern (z.B. GB und D) jährlich das therapeutische Repertoire der Ärztinnen und Ärzte ergänzen. 3 Mrd. Euro entfielen 2001 auf solche Analogpräparate in Deutschland, etwa 1,3 Mrd. auf neue und sinnvolle Mittel, davon 724 Millionen Euro auf wirkliche Innovationen mit klar erkennbarem Zusatznutzen für die Therapie. Die meisten imitativen Arzneimittel können nach Meinung vieler Experten leicht durch etablierte, gut untersuchte und evidenz-basierte Wirkstoffe substituiert werden, die auch als Generika verfügbar sind – Einsparpotential derzeit rund 8% in der Arzneimittelversorgung der gesetzlichen Krankenversicherung In Deutschland im Jahre 2002 - rund 1,8 Mrd. Euro der 22 Mrd. Euro Gesamtausgaben für Arzneimittel (Schwabe, Paffrath 2003). Imitative Präparate machen nur da Sinn, wo sie gegenüber den ersteingeführten und noch patentgeschützten Wirkstoffen Preisvorteile bieten – hier tragen sie in einem sonst durch das Patent geschützten Raum zum Preiswettbewerb und damit zur Ausgabensenkung bei. Insgesamt wären bei einer konsequenten Nutzung von Generika-Präparaten und bei einem Verzicht auf teure Analog- und Me-

Too-Produkte sowie auf umstrittene Arzneimittel hohe Einsparpotentiale möglich, in Deutschland rund 18% – ohne Verlust an Qualität in der medizinischen Versorgung. Qualität orientiert sich nämlich nicht am Preis eines Arzneimittels, sondern an der vorliegenden Evidenz für den Nutzen der Behandlung. Dies scheinen aber viele Ärztinnen und Ärzte im Alltag der Arzneimittelversorgung zu vergessen - warum folgen ansonsten so viele von Ihnen so kritiklos dem Pharma-Marketing für Arzneimittel, insbesondere auch für das zumeist wissenschaftlich unseriöse Marketinggetöse für Analog- und Me-too-Präparate, als die Möglichkeiten der Effizienzoptimierung zu nutzen: Danach sollte stets geprüft werden, ob mit weniger eingesetzten Ressourcen das gleiche Therapieziel und den gleichen Ressourcen ein besseres Therapieziel erreicht werden kann.

Hierzu einige Beispiele: Im Bereich der Calciumantagonisten wird derzeit besonders häufig das Mittel Amlodipin (z.B. in Norvasc) verordnet. Die ursprünglich innovative Substanz für die langwirksamen Calciumantagonisten ist aber das Nitrendipin, für das als einzigem Wirkstoff aus dieser Gruppe auch ausreichende Daten aus Endpunktstudien über die Verringerung des Schlaganfallrisikos bei Hochdruckpatienten und die Verringerung der Mortalität bei Diabetikern mit Hypertonie vorliegen. Zwar gibt es theoretische Vorteile für das Amlodipin wegen der langsameren Anflutung und der langen Halbwertszeit, in gut geplanten Vergleichsstudien ergaben sich jedoch keine klinisch relevanten Unterschiede. Die Kosten für die Tagesdosierungen von rund 0,73 Euro gegenüber den Tagesdosierungskosten von qualitätsgesicherten Nitrendipinhaltigen Generika von 0,05 bis 0,20 Euro zeigt die Einsparmöglichkeiten: Die Jahresbehandlungskosten liegen mit Amlodipin bei rund 300 Euro, mit Nitrendipin-Generika bei rund 20 Euro bei der Auswahl eines kostengünstigen Generikums - bei der großen Anzahl der zu behandelnden Patientinnen und Patienten mit Bluthochdruck kommen da erhebliche Einsparpotentiale zustande, in Deutschland rund 320 Millionen Euro bei 460 Mio. Euro Gesamtausgaben in diesem Indikationsbereich, also rund 70%.

Bei den Beta-Rezeptorenblockern gilt das Atenolol schon lange als gut belegte Referenzsubstanz zur Behandlung der Hypertonie unter den vielverordneten Wirkstoffen im Markt, unter denen aber das Metoprool Spitzenreiter ist. Die konsequente Nutzung von Atenolol-Generika könnte in Deutschland zu Einsparung von 88 Millionen Euro in einem Marktsegment führen, auf das derzeit noch 345 Millionen Euro Umsatz entfallen.

Für Protonenpumpenhemmer (z.B. Omeprazol) werden rund 325 Millionen Euro ausgegeben. Bei der Verordnung von qualitätsgeprüften Omeprazol-Generika (Blume et al., 2001) könnten 138 Millionen Euro eingespart werden. Ein großer Anteil der Ausgaben bei den Protonenpumpeninhibitoren entfällt derzeit weltweit auf den Wirkstoff Esomeprazol, ein patentgeschütztes Nachfolgemittel des Erstanbieters des Omeprazol, AstraZeneca, das dieser Hersteller nach dem Auslaufen des Patents für Omprazol als Konkurrenz für den aufkommenden Generikawettbewerb angeboten hat. Diese Vermarktung lohnt sich offensichtlich, jedenfalls haben sich die Aktien des Unternehmens stürmisch nach oben entwickelt, die Gewinnprognosen der Papiere werden jedenfalls immer wieder nach oben korrigiert, die anvisierte Spanne von 1,65 – 1,75$ wird daher wahrscheinlich übertroffen werden. Weltweit liegt der Erlös für Nexium bereits bei 1 Mrd. $, ¾ des Umsatzes wird in den USA erreicht. Schon seit das Magenmittel 2001 eingeführt wurde, beobachtet die Branche mit Spannung, ob es der Firma AstraZenica gelingt, aus einem wenig innovativen Produkt mit Hilfe eines aggressiven Marketings einen Blockbuster wie Omeprazol zu machen, der in seiner Spitzenzeit weltweit 6 Mrd. $ Umsatz erzielte. Der angebliche und immer wieder von AstraZeneca in den Vordergrund gestellte Zusatznutzen gegenüber den Omeprazol-Generika ist jedenfalls seit dem Markteintritt von Nexium von vielen Experten bestritten. „Sie sollten sich schämen, Nexium zu verschreiben," sagte vor einiger Zeit Tom Scully, US-Regierungsbeauftrager für staatliche Gesundheitsprogramme, an die Adresse von Ärztinnen und Ärzten, die den zweifelhaften Versprechen der Herstellerfirma aufsitzen (nach Kuchenbuch, 2003). AstraZeneca steht auch in anderen Indikationsgruppe unter erheblichen Druck von Experten, die sich um die Qualität der Arzneimitteltherapie sorgen. Dieses Mal geht es um den neuen Cholesterinsenker, das Rosuvastatin, der von AstraZeneca vor kurzer Zeit in den Markt gebracht wurde. Das renommierte britische wissenschaftliche Journal „Lancet" kritisierte in ungewohnter Heftigkeit, dass das Produkt bisher keinerlei medizinischen Vorteil gegenüber den bisher angebotenen Mitteln aus der gleichen Familie, der sog. Statine. nachweisen könne. Der am besten untersuchte Wirkstoff ist bislang das Simvastatin, das bereits von vielen Generikafirmen angeboten wird und deutlich kostengünstiger verordnet werden kann. „AstraZeneca hat eine übertrieben starke Marketingmaschine angeworfen", so Richard Horton, der Herausgeber des Lancet, und er kritisiert in diesem Zusammenhang vor allem das unzureichende Sicherheitsprofil des Mittels. Konzernchef Tom McKillop wird im Editorial des Lancet direkt und frontal angegriffen: „Es ist Zeit für MacKillop, von dieser gewissenlosen Kampagne abzusehen." Und an die Ärzte gerichtet schreibt Horton weiter: „Ärzte müssen ihren Patienten die Wahrheit über Rosuvastatin sagen." (Horton, 2003)

Unterschiedliche Anforderungen in der Zulassung und Versorgung

Solche Beispiele ließen sich beliebig fortsetzen. Tatsache ist offensichtlich, dass die Zulassung von Arzneimitteln und die ungehinderte Vermarktung von neuen und teuren Präparaten die Ärztinnen und Ärzten in einer Weise beeinflusst, die im Alltag die Patientenversorgung mit effektiven und effizienten Mitteln erschwert. Dabei steht auch immer wieder das Argument, ja geradezu die Rechtfertigung im Mittelpunkt, dass die Zulassung eines Arzneimittels schließlich ein Gütesiegel darstellt, auf das sich Ärztinnen und Ärzte verlassen können.

Nun werden aber in der Zulassung von Arzneimitteln keineswegs die Anforderungen berücksichtigt, die in der medizinischen Versorgung ausschlaggebend für die Anwendung sind. Der gravierende Unterschied liegt nämlich darin, dass in der Zulassung unabhängig von den bereits auf dem Markt befindlichen Alternativen nach den Kriterien Wirksamkeit, Unbedenklichkeit und pharmazeutische Qualität geprüft wird, der therapeutische Nutzen und die Wirtschaftlichkeit einer Arzneimitteltherapie aber keine Rolle im Zulassungsprozess spielen, ja gar nicht spielen dürfen. Der therapeutische Nutzen und die Wirtschaftlichkeit in der Arzneimittelbehandlung sollte aber relativ zu den insgesamt vorhandenen Angeboten bewertet werden. Die Frage in der medizinischen Behandlung muss schließlich lauten, mit welchem der angebotenen Mittel das erwünschte und klinisch relevante Therapieziel besonders effizient erreicht werden kann. In diesen Vergleich gehören übrigens auch die nichtmedikamentösen Möglichkeiten – man denke z.B. an die Kompressionstherapie bei Veneninsuffizienz statt einer Therapie mit den nur zweifelhaft wirksamen Roßkastanienextrakten. Die Strukturqualität des vorhandenen oder zugelassenen Arzneimittelmarktes beeinflusst daher auch die Versorgungsqualität in der Krankenversicherung – die Therapie von Diabetikerinnen und Diabetikern mit Rosiglitazon oder Analoginsulinen ist ein Beispiel hierfür – für beide Substanzgruppen liegen weder Langzeitstudien zum Nutzen noch zur Sicherheitspharmakologie vor, das Risiko von Leberschäden und Ödemen bei dem einen und von möglichen mitogenen (u.U. cancerogene) Effekten bei den Insulinen sollten abgeklärt sein, bevor solche relativ teureren Mittel gegenüber den bereits bewährten Präparaten breit in der Patienten-Versorgung Eingang finden. Gleiches gilt für die CSE-Hemmer: Abgesehen von dem gerade eingeführten Rosuvastatin ist auch der Zusatznutzen für das Atorvastatin gegenüber dem kostengünstigeren Simvastatin nicht aus-reichend erkennbar – die Kosteneffektivität des Simvastatin dürfte derzeit kaum zu übertreffen sein, zumal eine große Anzahl von Generika angeboten werden. In Zulassungsstudien können solche Risiken oder Kosteneffektivitätsfragen übrigens wegen der geringen Patientenzahlen (ca. 3.000) nie endgültig geklärt werde, eine systematische Versorgungsforschung nach der Zulassung ist daher unverzichtbar.

Studien zur Kosten-/Nutzen-Bewertung bzw. zur Bestimmung der Kosteneffektivität sind daher ein längst überfälliges Instrument zur Intervention in einem Markt, in dem die Zulassungsprozedur kaum als verlässlicher Filter fungiert – das Gesetz für die Arzneimittelzulassung ist letztlich ein Arzneimittelverkehrsgesetz mit Blick auf die pharmazeutischen Hersteller und die Vermarktung von Arzneimitteln, weniger ein Gesetz, das die Anforderungen der Krankenversicherungen berücksichtigt, nach denen Effektivität und Effizienz sowie die Frage der Notwendigkeit einer Behandlung die wichtigsten Kriterien darstellen. Daher ist die Implementierung von Instrumenten notwendig, um die Versorgungsqualität im Rahmen der Krankenversicherung gegen eine „suboptimale" Ausgangssituation im Angebot der Arzneimittel zu „immunisieren": Ist die Strukturqualität, also die Qualität des zugelassenen Angebotes, gering, muss die Krankenversicherung ihren beiden weitergehenden Kriterien Qualität und Ökonomie stärkere Beachtung schenken als bei einer rigiden Anwendung strenger Zulassungskriterien. Oder, um es einfacher auszudrücken: Ein schlecht oder liberal regulierter Arzneimittelmarkt und teilweise vorschnell ausgesprochene Produktzulassungen machen es der Krankenversicherung schwer, ein qualitativ hochstehendes Arzneimittelangebot und eine effiziente Versorgung abzusichern. Diese Aspekte gelten auch den Arzneimittelmarkt in Europa, nicht immer sind nämlich die Zulassungen der europäischen oder auch nationalen Zulassungsbehörden nachzuvollziehen. In solchen Fällen sind Positivlisten, Negativlisten oder die verpflichtende Beachtung von Therapieempfehlungen oder Leitlinien geradezu ein Zwang oder eine „Notwehrstrategie", die Arzneimittelversorgung in qualitätsgesicherte und effiziente Bahnen zu lenken. Zu diesem Instrumentarium gehören im übrigen auch Disease Management Programme (DMP), die insbesondere in der Arzneimittelversorgung auf evidenzbasierte Leitlinien und Endpunktstudien für die jeweiligen Arzneimittel aufbauen.

Zu diesem Instrumentarium gehören aber auch Kosten-Effektivitätsstudien, die international im Rahmen einer „vierten Hürde" diskutiert, in der in Ergänzung zur Produktzulassung zum Arzneimittelmarkt die Kriterien der Krankenversicherungen auf die angebotenen Arzneimittel angewendet werden. Im Mittelpunkt dieser Kosten-Effektivitätsstudien steht die Bewertung des relativen Nutzens eines Arzneimittels im Vergleich zu allen anderen im gleichen Indikationsspektrum, im Gegensatz zu den klinischen Prüfungen vor allem unter

Berücksichtigung von Versorgungs- und Endpunktstudien. Hinzu kommt die Anwendung des Kriteriums „Wirtschaftlichkeit" und „Ökonomie", um letztlich zu einer Aussage über die Effizienz der Arzneimitteltherapie zu kommen. Zwar ist mit solchen eingrenzenden Instrumenten noch keine qualitätsorientierte Arzneimittelanwendung zu garantieren – auch „richtige" Arzneimittel können „falsch" eingesetzt werden -, es wird aber ein Rahmen vorgegeben, der in einem wenig übersichtlichen Markt Arzneimittel mit nachgewiesenem therapeutischen Nutzen ebenso benennt wie Arzneimittel oder Indikationen, die aus guten Gründen von der Krankenkassenversorgung ausgeschlossen wurden.
Die Krankenversicherung muss bei der „Produktzulassung" in ihren Versorgungsmarkt auf den vergleichenden Nutzen achten und die Frage in den Mittelpunkt stellen, mit welcher therapeutischen Intervention das Therapieziel zugunsten der Patientinnen und Patienten am besten erreichbar ist – dies muss keineswegs zwangsläufig mit neu zugelassenen Mitteln der Fall sein, die vielfach nur imitativen Charakter gegenüber bereits zugelassenen Mitteln haben. Insofern kann auch der Patentschutz keinen Schutz vor einer Regulierung durch die Krankenversicherung nach sich ziehen – es muss endlich klar sein, dass Patentschutz und therapeutischer Fortschritt nicht grundsätzlich zusammenfallen, sondern dass eine sorgfältige Prüfung notwendig ist, um auch unter den patentgeschützten Mitteln die Produkte herauszufinden, die für ein hochstehendes Arzneimittelangebot unverzichtbar sind. Dies wird letztlich, verbunden mit monetären Aspekten, die Aufgabe der Produktzulassung in einer „vierten Hürde" sein – Nutzen und Kosten, Qualität und Ökonomie müssen endlich zu verbindlichen und kalkulierbaren Zulassungskriterien werden, sowohl für die Krankenversicherung als auch für die pharmazeutischen Hersteller.

Zwischen wirklichen und „imitativen" Innovationen

Das derzeit wichtigste Problem im Arzneimittelmarkt ist die verbindliche Beurteilung neuer Arzneimittel nach ihrem Innovationsgrad und dem Ausmaß ihres Zusatznutzens. Nicht immer ist dieser Zusatznutzen

ausreichend bei der Zulassung auf der Basis einer relativ geringen Anzahl von Patienten, die solche Mittel bereits in den klinischen Prüfungen bekommen haben, zu erkennen, da klinische Prüfungen ohnehin nicht die typische unselektierte „Versorgungslandschaft" abbilden, sondern eher artifizielle Patienten einschließen, die durch Ein- und Ausschlusskriterien die Wirkungen des zu prüfenden Arzneimittels möglichst wenig „stören" – eine Selektion, die in der üblichen Versorgung überhaupt nicht möglich ist. Aus diesem Grund müssen Kriterien vereinbart werden, die im Rahmen einer vierten Hürde substanzielle Prüf- und Klassifikationsmöglichkeiten bieten, die nicht mehr nur, wie heute, den Patentschutz als formales Kriterium für eine Freistellung von z.B. ökonomischen Regulationen heranziehen (Glaeske, Klauber et al, 2003). Die Differenzierung muss den therapeutischen Nutzen und die Effizienz eines neuen Mittels in einem transparenten und nachvollziehbaren Kriterienraster berücksichtigen, damit die Anforderungen der Krankenversicherung prozeduralisiert werden können: Die Leistungen der Krankenversicherung – und hierzu gehört auch die Arzneimitteltherapie – haben sich am allgemein anerkannten Kenntnisstand in der Medizin zu orientieren (evidenzbasierte Medizin) und den therapeutischen Fortschritt zu berücksichtigen.
Vielfach wird aber das Innovations-Konzept „therapeutischer Fortschritt" gleichgesetzt mit dem kommerziellen Innovationskonzept (Vermarktung von Me-Too-Produkten, Schein- und Pseudoinnovationen) oder dem technologischen Innovationskonzept (industrielle Innovationen wie die Verwendung von biotechnologischen Methoden oder die Einführung von neuen Freisetzungssystemen wie Pflaster, Spray usw.). Nur das therapeutische Innovationskonzept bietet aber eine neue Therapie, die den Patientinnen und Patienten einen nachweislichen Vorteil gegenüber den bisher existierenden therapeutischen Optionen bringt. Beim therapeutischen Fortschritt müssen Wirksamkeit und Sicherheit ebenso berücksichtigt werden wie z.B. die Vereinfachung oder Verbesserung der Anwendung. In diesem Zusammenhang müssen auch alte Substanzen ständig in einen aktuellen Bewertungsprozess eingebunden werden – Mittel, die nicht mehr nützlich sind, sollten auch nicht mehr für die Versorgung im Rahmen der Krankenversiche-

rung zur Verfügung stehen. Bei der Beurteilung des therapeutischen Fortschritts müssen auch Qualitäts- und Kostenaspekte berücksichtigt werden.
Die Wirksamkeit muss unter den üblichen klinischen Bedingungen im Rahmen kontrollierter Vergleichsstudien geprüft sein – nur dann können Aussagen über den Stellenwert neuer Mittel getroffen werden.

- Dazu gehört die Beeinflussung klinisch relevanter Endpunkte, die für den Krankheitsverlauf relevant sind (also z.B. nicht nur Senkung des Bluthochdrucks, sondern Senkung der Herz-Kreislauf-bedingten Mortalität oder Morbidität).
- Dazu gehört die Anwendung an Populationen oder unter Bedingungen, die auch für die übliche Behandlungssituation repräsentativ und relevant sind.
- Dazu gehören auch Studien mit den „richtigen“ Vergleichssubstanzen (z.B. den bisherigen Standardmitteln), um die mögliche Überlegenheit des neuen Konzepts mit ausreichender Sicherheit prüfen zu können. Plazebokontrollierte Studien können dann nicht mehr akzeptiert werden, wenn eine wirksame Behandlung mit günstigem Nutzen-Schaden-Verhältnis existiert.
- Dazu gehören auch, den Anteil von sog. Nicht-Unterlegenheits – (non-inferiority) oder Äquivalenz-Studien dringend und erkennbar zu verringern, die heute allerdings noch einen großen Teil der heutigen klinischen Studien ausmachen. Solche Studien sollen nämlich vor allem zeigen, dass ein geprüftes Produkt zumindest nicht schlechter ist als ein bereits verfügbares, allerdings ist auch nicht zu erwarten, dass es besser ist. Diese Studien orientieren sich daher nicht am tatsächlichen therapeutischen Bedarf, sondern an den Vermarktungsstrategien der pharmazeutische Hersteller.

Folgende Anforderungen könnten daher zu Prüfkriterien für eine Therapeutische Innovation werden:

1. Das Mittel ist der erste Vertreter einer neuen Klasse von Arzneimitteln, mit dem eine medizinisch nützliche Behandlung in einem klinischen relevanten Bereich einer Krankheit durchführbar ist, für den bislang keine therapeutische Option verfügbar war. Dieses

Kriterium kann allerdings nicht alleine gelten, die nun folgenden müssen ebenfalls berücksichtigt werden und treffen auch auf Mittel zu, die keine neue Klasse von Arzneimitteln konstituieren.
Möglichst sollten alle folgenden Punkte berücksichtigt werden:

2. Das Mittel bietet eine Verbesserung in der Behandlung bezüglich klinisch relevanter Endpunkte gegenüber den bisher verfügbaren Mitteln an (z.B. >30%, aber variabel je nach Indikation)
3. Das Mittel zeigt eine überlegene Wirksamkeit gegenüber den bisher angebotenen Mitteln in Studien an (z.B. > 30%, variabel je nach Indikation), die für einen Nachweis des therapeutischen Fortschritts geeignet sind (siehe oben).
4. Mit dem Mittel können besser als bisher mögliche Komplikationen oder Folgen einer Erkrankung behandelt werden.
5. Das Mittel bietet eine Verbesserung des Nutzen-Risiko-Verhältnisses (Verminderung von unerwünschten Wirkungen) im Rahmen der klinisch relevanten therapeutischen Wirksamkeit und seines Nutzens gegenüber den bisher verfügbaren Mitteln an. Hierzu gehören auch Vorteile bezüglich der Compliance, die mit dem neuen Mittel verbunden sind.
6. Das Mittel bietet eine positiv zu beurteilende Kosten-Nutzen-Relation gegenüber den bisher angebotenen Mitteln oder sonstigen medizinischen Interventionen (z.B. operative Verfahren) an (Darlegung der Kosteneffektivität). Diese substantielle Prüfung folgt der Strategie, mit neuen Arzneimitteln Einsparungen erzielen zu können, nicht aber krude Kostendämpfung zu legitimieren.
7. Das Mittel führt zu einer veränderten Empfehlung in evidenzbasierten Leitlinien oder Therapieempfehlungen, vor allem mit Blick auf die Verringerung der Verschreibung von weniger gut verträglichen und weniger kosteneffektiven Mitteln.

Konsequenzen aus einer „vierten Hürde“

Eine solche Klassifizierung der neuen Arzneimittel könnte frühzeitig dazu führen, den Krankenkassen-Arzneimittelmarkt vor unnötigen und zumeist teuren Me-too- bzw- Analog-Präparaten zu schützen und ein evidenzbasiertes Arzneimittelangebot zu fördern. Die vierte Hürde wird damit gleichzeitig zu einer Aktualisierungsbasis für das Angebot der Arzneimittel im Rahmen der Krankenkassen (z.B. in einer Positivliste), da überkommene Arzneimitteltherapien gestrichen und neue mit therapeutischen Fortschritt aufgenommen würden. Gleichzeitig wird durch die ökonomische Bewertung der Innovationen eine Basis für eine Preisfindung in der Krankenversicherung geschaffen, die z.B. auch im Rahmen von Preisverhandlungen genutzt werden könnte. Insgesamt besteht demnach über die vierte Hürde ein Anreiz für die pharmazeutischen Hersteller, ihre Forschungskapazitäten auf den therapeutischen Bedarf zu konzentrieren und dort Arzneimittel anzubieten, wo die Therapie mit Arzneimitteln bislang nur unzureichend war oder wo teure Therapien angeboten wurden, die durch kosteneffektive Arzneimittel substituiert werden können. Die Forschungsaktivitäten der pharmazeutischen Hersteller und der wirkliche therapeutische Fortschritt werden mit diesem Konzept belohnt, die „Plagiierung" erfolgreicher Produkte durch Me-too-Anbieter, die heute noch durch die ökonomischen Vorteile des Patentschutzes angereizt ist, muss der Vergangenheit angehören. Forschung für den therapeutischen Fortschritt und für eine bessere Patientenversorgung soll sich wieder lohnen – für unnötige Produktvariationen stehen dagegen in Zukunft keine finanziellen Mittel in der Krankenversicherung zur Verfügung. Kosten-Effektivitätsstudien sind die geeigneten Instrumente für eine solche Differenzierung – die Kriterien Qualität und Ökonomie müssen endlich zusammenfinden, um eine effiziente medizinische Versorgung von Patientinnen und Patienten auch in Zukunft sicherstellen zu können. In diesem Sinne sollten sich die PatientInnen und ihre Vertreter im gemeinsamen Bundesausschuss für neue Versorgungskonzepte und Vertragsstrukturen im Gesundheitssystem einmischen – die dritte Bank der Patienten muss mehr Macht gewinnen. Ganz ohne Druck von dieser Bank wird sich das System nicht verändern, dazu lebt es zu gut von den Kranken!

Literatur:

Blume, Henning et al.: Qualität von Omeprazol-Präparaten. Dtsch Apo Ztg 141, 40 (2001), S. 4699-4704

Fath, Roland: Umdenken bei der Hormonersatztherapie. Dtsch Med Wochenschr 128, 43 (2003), S. 2236

Glaeske, Gerd: Mehr Qualität und Effizienz. Dr.med.Mabuse 28, 146 (2003), S. 27 – 29

Glaeske, Gerd, Lauterbach, Karl, Rürup, Bert, Wasem Jürgen: Weichenstellung für die Zukunft. Elemente einer neuen Gesundheitspolitik. Friedrich Ebert Stiftung, Bonn. 2001

Glaeske, Gerd, Klauber, Jürgen, Lankers, Christoph, Selke, Gisbert : Stärkung des Wettbewerbs in der Arzneimittelversorgung zur Steigerung von Konsumentennutzen, Effizienz und Qualität. Gutachten im Auftrag des Bundesministeriums für Gesundheit und Soziale Sicherung (BMGS). Bonn, April 2002. www.bmgs.bund.de, BMGS-Arzneimittel

Glaeske, Gerd, Janhsen, Katrin: GEK-Arzneimittel-Report 2003. Asgard-Verlag, St. Augustin, 2003

Horton, Richard: The statin wars: why AstraZeneca must retreat. THE LANCET, 362 (2003), S. 1341

Koch, Klaus: Nicht die ganze Wahrheit. Süddeutsche Zeitung vom 17.12.2002, S 18

Kuchenbuch, Peter: AstraZeneca trotzt Generika-Attacke. Financial Times Deutschland vom 24.10.2003, S. 9

Lossau, Norbert: Wird in Deutschland zu viel geröntgt? Die Welt, 5.11.2003

Schwabe, Ulrich, Paffrath, Dieter (Hrsg.): GKV-Arzneimittel-Report 2002. Berlin, Heidelberg. 2003

SVR-Sachvertsändigenrat für die Konzertierte Aktion im Gesundheitswesen: Gutachten 2000/2001. Bedarfsgerechtigkeit und Wirtschaftlichkeit. Bd. III: Über-, Unter- und Fehlversorgung. Nomos Verlag, Baden-Baden. 2002

Weymayr, Christian, Koch, Klaus: Mythos Krebsvorsorge. Eichborn-Verlag. 2003

Möglichkeiten von Bürgerbeteiligung an Entscheidungsprozessen im Gesundheitswesen

Ulla Krause & Heinz Rothgang

Bürger können auf verschiedenen Wegen und in verschiedenen Rollen Einfluss auf kollektive Entscheidungsprozesse im Gesundheitswesen nehmen. Im folgenden werden diese verschiedenen Einflusskanäle zunächst skizziert und systematisiert (Abschnitt 1). In den Abschnitten 2-4 werden die wichtigsten Einflussmöglichkeiten dann näher analysiert. Im Fazit wird schließlich resümiert, wie der Einfluss der Bürger auf kollektive Entscheidungen im Gesundheitswesen insgesamt einzuschätzen und auf welchem Weg er zu vergrößern ist (Abschnitt 5).

1 Formen der Bürgerbeteiligung

Bürgerbeteiligung im Gesundheitswesen ist grundsätzlich auf zwei verschiedenen Ebenen anzutreffen. Sie kann sich zum einen auf die Ebene der individuellen Einzelentscheidungen (z.B. die Wahl einer Therapie) oder auf die Ebene der allgemeinverbindlichen Entscheidungen zur Gestaltung des Gesundheitssystems (z.B. Entscheidungen über den GKV-Leistungskatalog) beziehen.

Auf der Ebene der *individuellen Einzelentscheidungen* geht es um Rechte und Möglichkeiten, die ein Patient im Verhältnis zu seinem Arzt oder als Konsument von Arzneimitteln und Medizinprodukten hat. Im Arzt-Patient-Verhältnis sind dabei insbesondere Patientenrechte/ Patientencharta, informed consent sowie die Aufklärung des Patienten und damit verbundene Haftungsfragen bei mangelnder Aufklärung zu diskutieren sowie die Möglichkeit, den Leistungsanbieter zu wechseln. Hinsichtlich der Rolle des Patienten ist vor allem auf die Informationspflicht (z.B. durch Beipackzettel) und die Beratungskompetenz von Verkäufern einzugehen. Auf diese Ebene der individuellen Einzelentscheidungen soll in diesem Beitrag jedoch *nicht* näher eingegangen werden.

Dieser Beitrag konzentriert sich statt dessen auf die zweite Ebene der Bürgerbeteiligung, die Ebene der *allgemeinverbindlichen Entscheidungen.* Hier kann die Beteiligung der Bürger an Entscheidungen in Form individueller Handlungen mit kollektivem Effekt oder in Form kollektiver Handlungen erfolgen.

Zu den *individuellen Handlungen mit kollektivem Effekt* zählen Beschwerden bzw. Klagen, die zu einer grundsätzlichen Änderung der Praxis von Kassen bzw. Leistungsanbietern führen und der individuelle Kassenwechsel, der – wenn er massenhaft durchgeführt wird – den Kassen signalisiert, dass sie etwas ändern müssen, wenn sie ihre Versicherten halten wollen. *Kollektive Handlungen*, mit denen die Bürger Entscheidungen zur Gestaltung des Gesundheitssystems beeinflussen können, sind unter anderem Sozialwahlen zur Kassenselbstverwaltung sowie allgemeine Wahlen (Bund, Länder, Gemeinden), wenn sich die Wahlentscheidungen auf Gesundheitsthemen beziehen. Die Mitwirkung von Patientenvertretern in Gremien der gemeinsamen Selbstverwaltung z.B. dem Gemeinsamen Bundesausschuss (G-BA) ist ebenfalls eine mögliche Form der kollektiven Bürgerbeteiligung an Entscheidungen auf allgemeinverbindlicher Ebene. Abbildung 1 stellt die verschiedenen Ebenen und Möglichkeiten der Bürgerbeteiligung im Überblick dar.

Bürgerbeteiligung kann demnach an verschiedenen Orten erfolgen. Zu nennen sind hier Staat, Kassenselbstverwaltung und gemeinsame Selbstverwaltung im Gesundheitswesen. Auf *staatlicher Ebene* können Bürger an Entscheidungen über Gesundheitsreformen (z.B. aktuell Kopfprämie vs. Bürgerversicherung als Finanzierungsregel der gesetzlichen Krankenversicherung) partizipieren, in dem sie aktiv in

Abbildung 1: Formen der Bürgerbeteiligung

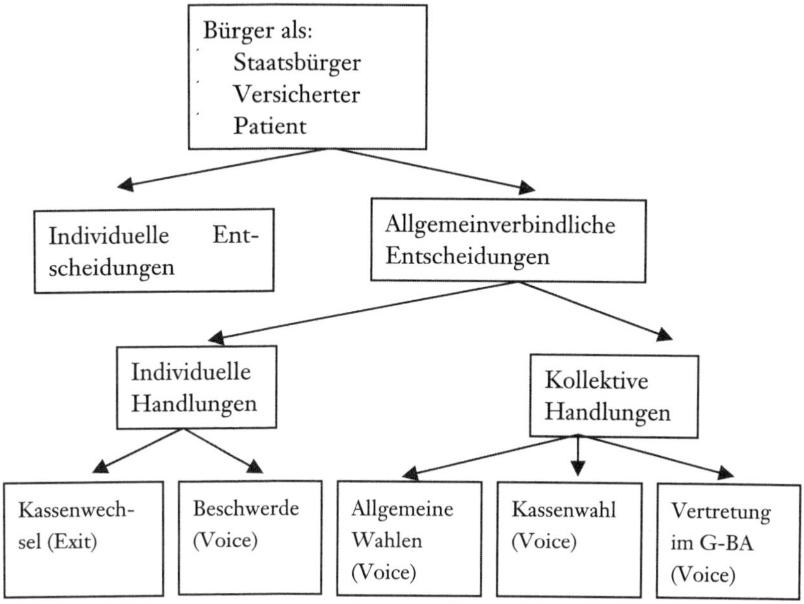

Quelle: eigene Darstellung

Parteien oder Verbänden mitarbeiten und an Wahlen teilnehmen. Die Einflussnahme auf *Ebene der Kassenselbstverwaltung* erfolgt bei den Einzelkassen bei Entscheidungen über z.B. Satzungsleistungen oder neue Versorgungsformen insbesondere über Sozialwahlen. Entscheidungen, die die Spitzenverbände der Krankenkassen nach § 213 SGB V gemeinsam und einheitlich zu treffen haben, so z.B. Entscheidungen über Kapazitäten, Vergütung und Rahmenvereinbarungen, können von

Bürgern über die Selbstverwaltung der Einzelkassen beeinflusst werden. Der dritte Ort, an dem Bürger Einfluss auf Entscheidungen im Gesundheitswesen nehmen können, ist die *gemeinsame Selbstverwaltung* im Gesundheitswesen, die u.a. Entscheidungen über den Leistungskatalog (Gemeinsamer Bundesausschuss) und die relative Bewertung ärztlicher Leistungen im Einheitlichen Bewertungsmaßstab (Bewertungsausschuss) trifft. Hier erfolgt eine indirekte Vertretung der Bürger durch Repräsentanten der Kassenselbstverwaltung (z.B. im Bewertungsausschuss). Eine direkte Beteiligung am Entscheidungsprozess ist im Gemeinsamen Bundesausschuss (G-BA) möglich.

Nach Hirschmann (1970) kann bei den genannten Optionen zwischen „exit“ (Abwanderung) und „voice“ (Widerspruch) unterschieden werden. Bei der *Exit-Option* drücken Kunden (hier also Versicherte und Patienten) ihre Unzufriedenheit mit der Leistung der betreffenden Organisation (etwa der Krankenkasse) dadurch aus, dass sie zu einem Konkurrenten abwandern. Erfolgt diese Abwanderung in größerem Ausmaß, weiß die entsprechende Organisation, dass sie ihre Leistungen verbessern muss. Allerdings ist dies eine unspezifische Form der Einflussnahme, da die Krankenkasse nicht unmittelbar erfährt, warum die Versicherten abwandern. Damit die Exit-Option funktioniert, müssen einige Voraussetzungen müssen erfüllt sein. Unter anderem müssen Wahlmöglichkeiten gegeben sein (zumindest dann, wenn ein Verzicht auf das Produkt / die Leistung nicht möglich ist) und die „Wechselkosten“ müssen begrenzt sein, da ansonsten erst bei extremer Unzufriedenheit gewechselt wird. Der Kassenwechsel wird nachstehend in Abschnitt 2 behandelt.

Bei der *Voice-Option* können Kunden ihren Unmut durch direkte Beschwerden kundtun (individuelles voice). Analog kann auch das Abstimmungsverhalten bei Wahlen und die Mitwirkung in kollektiven Entscheidungsgremien als Form von kollektivem voice gedeutet werden (Zwischenbericht 2004). So hat der Gesetzgeber den Versicherten die Möglichkeit gegeben, durch die Beteiligung an der Sozialwahl Einfluss auf Entscheidungen im Gesundheitswesen zu nehmen. Diese Voice-Option wird in Abschnitt 3 betrachtet. Die Mitwirkung von Patientenvertretern im Gemeinsamen Bundesausschuss als eine neu geschaffene Voice-Option wird dann in Abschnitt 4 diskutiert. Wie Abbildung 1 verdeutlicht, beruht die Mehrzahl der Einflusskanäle von Bürgern auf allgemeinverbindliche Entscheidungen im Gesundheitswesen auf der „voice"-Option.

2 Einflussnahme durch Kassenwechsel

Mit dem Gesundheitsstrukturgesetz von 1993 hat der Gesetzgeber Wettbewerb als Strukturprinzip in der gesetzlichen Krankenversicherung eingeführt (vgl. Rothgang 2003, Rothgang et al. 2005). Dabei wurde die Möglichkeit der freien Kassenwahl für fast alle GKV-Versicherten bei Kontrahierungszwang der Kassen und die Einführung eines Risikostrukturausgleichs zwischen den Kassen eingeführt. Die *Kassenwahlfreiheit* bietet damit den Versicherten die Möglichkeit, bei Unzufriedenheit mit der eigenen Krankenkasse oder einem besseren Angebot einer anderen Kasse die Krankenkasse zu wechseln (exit). Durch diesen Wechsel erhält die Kasse das Signal, dass etwas nicht in Ordnung ist und kann reagieren und gegebenenfalls ihr Verhalten ändern. Bei der Exit-Option werden jedoch keine Informationen über die Gründe der Abwanderung an die Kasse weitergegeben.
Die freie Wahl der Kasse gilt nur für Beitragszahler der gesetzlichen Krankenkassen, wobei eine Bindungsfrist von 18 Monaten und eine Kündigungsfrist von zwei Monaten gelten. Diese entfallen bei einer Beitragserhöhung der eigenen Kasse. Damit der Wettbewerb funktionieren kann, müssen jedoch einige Bedingungen erfüllt sein.[16] Neben der hinreichend großen Wechselbereitschaft aller Versichertenguppen müssen Wahlmöglichkeiten vorhanden sein. Da Versicherte die Kasse nur wechseln, wenn der erwartete Nutzen eines Kassenwechsels die Kosten des Wechsels übersteigen, müssen die „Wechselkosten" gering gehalten werden, um die Funktionalität des Mechanismusses zu gewährleisten. Zudem muss verhindert werden, dass die Kassen Risikoselektion betreiben und die „schlechten Risiken" dann keine Chance

---

[16] Vgl. zu den Funktionsbedingungen von Kassenwettbewerb und möglichen Dysfunktionalitäten Höppner et al. 2005.

haben, ihren Interessen durch etwaigen Kassenwechsel Nachdruck zu verleihen.[17] Durch den Risikostrukturausgleich soll diese Art der Selektion unterbunden werden. Er soll sicherstellen, dass die Höhe des Beitragssatzes nicht von bestimmten Merkmalen des Versicherten – wie seinem Gesundheitszustand – abhängt. Allerdings hat sich der bestehende Risikostrukturausgleich nur zum Teil bewährt, so dass im Dezember 2001 im Gesetz zur Reform des Risikostrukturausgleichs in der gesetzlichen Krankenversicherung beschlossen wurde, als kurzfristige Maßnahmen einen Risikopool für besonders schlechte Risiken sowie strukturierte Behandlungsprogramme bei chronischen Krankheiten (disease management Programme) und bis zum Jahre 2007 einen morbiditätsorientierten Risikostrukturausgleich einzuführen (vgl. Höppner et al. 2005).

Im Jahr 2003 konnten die gesetzlich Versicherten zwischen 108 bundesweit und 214 regional geöffneten Kassen wählen. Als wichtigster Wechselgrund für Versicherte hat sich dabei die Höhe des Beitragssatzes erwiesen. Die Art der Leistungen der Kassen ist zu 95% identisch. Unterschiede liegen neben der Beitragssatzhöhe in Service- und Satzungsleistungen. In der zweiten Hälfte der neunziger Jahren haben durchschnittlich jährlich drei bis fünf Prozent der Mitglieder der gesetzlichen Krankenkassen ihre Kasse gewechselt. Die Tendenz ist jedoch steigend. Bei einer genaueren Betrachtung der Kassenwechsler fällt auf, dass diese bestimmte Merkmale aufweisen. Sie sind zum einen jünger und gesünder als durchschnittliche Kassenmitglieder und haben zum anderen einen höheren Bildungsabschluss (vgl. hierzu auch Höppner et al. 2004).

---

17 Der Exit-Mechanismus beruht darauf, dass a) die Kassen daran interessiert sind, (alle) Versicherten zu versichern und b) die Versicherten ihre etwaige Unzufriedenheit durch Kassenwechsel signalisieren. Die Kassen haben dann die Möglichkeit zu reagieren, um ihren Mitgliederverlust zu stoppen. Im Ergebnis kann so den Interessen und Wünschen der Versicherten Nachdruck verliehen werden. Sind dagegen „schlechte Risiken" erkennbar, die zu versichern sich für die Kassen nicht lohnt, führt deren etwaige Abwanderung nicht dazu, dass die Kassen die Versorgungsstrukturen für diese Zielgruppe verbessern, weil deren Austritt nicht als Verlust empfunden wird, dem gegenzusteuern ist.

Die *Probleme des Kassenwechsels* liegen vor allem darin, dass nur ein – gut beschreibbarer – Teil der Versicherten von dieser Exit-Option Gebrauch macht. Insbesondere chronisch Kranke (alte) Menschen machen von dieser Möglichkeit wenig bis gar nicht Gebrauch, so dass diese Versichertengruppe durch Kassenwechsel keinen Einfluss auf gesundheitspolitische Entscheidungen nimmt. Chroniker sind in Folge der bestehenden Regelungen des Risikostrukturausgleichs für die Kassen – trotz Risikopool und Disease-Management-Programmen – keine interessante Zielgruppe, so dass nicht erwartet werden kann, dass die Kassen für diese Personengruppen interessante Versorgungsangebote entwickeln. Zudem war es den Kassen zumindest bis zum Inkrafttreten des GKV-Modernisierungsgesetzes (GMG) zum 1.1.2004 nur in geringem Maße möglich, kassenspezifische Versorgungsangebote aufzubauen und damit in den Wettbewerb einzutreten. Den Krankenkassen fehlten damit die eigentlich interessanten Wettbewerbsparameter. Um dieses Problem zu beseitigen, bedarf es institutioneller Reformen, die zu einem Ausbau des Vertragswettbewerbs führen und es den Kassen ermöglichen, mit Leistungsanbietern kassenindividuelle Versorgungsstrukturen aufzubauen. Insbesondere mit der Erweiterung bzw. Schaffung der Möglichkeiten im Bereich der integrierten Versorgung (§ 140a-d SGB V) und der hausarztzentrierten Versorgung (§ 73b SGB V) hat das GMG erste Schritte vorgesehen, die dazu führen könnten, die Funktionalität des Kassenwettbewerbs dadurch zu erhöhen, dass er – in weiteren Reformschritten – zunehmend durch einen Vertragswettbewerb erweitert wird, in dem (Zusammenschlüsse von) Leistungsanbieter(n) miteinander um Versorgungsverträge mit einzelnen Kassen konkurrieren. In einem solchen Ordnungsrahmen, wären dann zumindest die objektiven Gegebenheiten dafür vorhanden, dass Versicherte durch Ausübung ihres Rechtes auf Kassenwechsel massiv Einfluss auf das Versorgungsgeschehen nehmen. Derzeit kann dies noch nicht behauptet werden und die Funktionalität dieser Exit-Option ist daher als sehr eingeschränkt anzusehen.

3 Einflussnahme durch Sozialwahlen

Sozialwahlen sind die traditionelle, institutionalisierte Form der Voice-Option für Mitglieder der gesetzlichen Krankenversicherung. Die Grundidee der Sozialwahlen ist die Einflussnahme der Mitglieder auf die Zusammensetzung der Selbstverwaltungsgremien. Krankenkassen sind als Selbsthilfevereinigungen entstanden und infolgedessen selbstverwaltet. Sie stehen bei einer systematischen Betrachtung zwischen dem Staat, der die gesetzlichen Rahmenbedingungen des Gesundheitssystems und der gesetzlichen Krankenversicherung erlässt und dem Markt, auf dem sich das Angebot an Gesundheitsleistungen und die Nachfrage nach Gesundheitsversorgung treffen. Die soziale Selbstverwaltung – also die Selbstverwaltung im Bereich der sozialen Sicherung – verfolgt zwei Ziele: Gemäß der sozialpolitischen Zielsetzung sollen Gesellschaftsmitglieder vor einer nicht zumutbaren Verschlechterung ihrer Lebenslage bzw. generell vor unzumutbaren Existenzbedingungen geschützt werden. Dabei soll der soziale Schutz derart gestaltet werden, dass der marktwirtschaftliche Produktionsprozess und damit zusammen die materielle Grundlage für soziale Sicherung nicht beeinträchtigt, sondern eher gefördert wird und private Freiräume gesichert werden (gesellschaftspolitisches Ziel) (Zwischenbericht 2004). Übertragen auf die gesetzliche Krankenversicherung bedeutet dies die Übernahme der Verantwortung für die Gewährleistung einer „effektiven und effizienten Gesundheitsversorgung für die Versicherten und Patienten unter Einbeziehung/Mitwirkung der Betroffenen (Versicherte, Patienten, Leistungserbringer)“ (Zwischenbericht 2004: 139).

Die Selbstverwaltung in der gesetzlichen Krankenversicherung ist andererseits Schnittstelle verschiedener Interessen. Sie muss daher, zweitens, zwischen den Positionen des Staates, der Versicherten, der Leistungserbringer und Versicherungsträger ebenso vermitteln wie zwischen den Arbeitgeber- und Arbeitnehmerinteressen, die sich in Folge der Kopplung der Finanzierung der Krankenversicherung an das Arbeitsverhältnis ebenfalls gegenüber stehen. Abbildung 2 fasst die Interessenlage der an der (gemeinsamen) Selbstverwaltung beteiligten Akteure zusammen. Deutlich wird dabei, dass auch die Versicherten unterschiedliche Interessen in sich vereinen. In ihrer Rolle als Arbeitnehmer sind sie insbesondere an Kosten- und damit Beitragsbegrenzung interessiert, da dies ihren Nettolohn erhöht. In ihrer Rolle als Versicherte kommt ein Interesse an einer qualitativ hochwertigen Versorgung hinzu, während sie in ihrer Rolle als Patient vordringlich nur noch an der Versorgungsqualität interessiert sind. Schon wegen dieser Rollentrias und den damit verbundenen nicht immer kongruenten Interessenlagen, ist die Hauptaufgabe der Selbstverwaltung der gesetzlichen Krankenversicherung, nämlich die Interessenvertretung der Versicherten, nicht immer ganz einfach.

Die *institutionelle Ausgestaltung der Selbstverwaltung* der GKV wurde durch die Organisationsreform von 1992/1996 verändert. Seitdem gibt es einen ehrenamtlichen Verwaltungsrat, der ähnliche Aufgaben wie ein Aufsichtsrat in einem Unternehmen wahrnimmt, und einen hauptamtlichen Vorstand. Der Verwaltungsrat ist dabei für die strategischen Entscheidungen, der Vorstand für die Abwicklung des Tagesgeschäftes zuständig. Der *Verwaltungsrat* ist paritätisch von Arbeitnehmer- und Arbeitgebervertretern besetzt. Abweichungen gibt es bei den Ersatzkassen, deren Verwaltungsrat nur von Arbeitnehmern besetzt ist, sowie bei der Bundesknappschaft, bei der sich der Arbeitnehmeranteil im Verwaltungsrat auf zwei Drittel beläuft. In Betriebskrankenkassen sind die Arbeitgeberstimmen in einer Hand gebündelt. Mit den Sozialwahlen, die alle sechs Jahre stattfinden, haben die Versicherungsmitglieder die Möglichkeit, Einfluss auf die Besetzung der Arbeitnehmervertreter im Verwaltungsrates zu nehmen.

Die Sozialwahlen begründen die demokratische Legitimität des Selbstverwaltungssystems der gesetzlichen Krankenversicherung. Wahlberechtigt sind allerdings ausschließlich die Mitglieder einer Krankenkasse, nicht deren mitversicherte Familienangehörige. Bei der Wahl der Vertreter im Verwaltungsrat ist in Friedenswahlen und Urwahlen zu unterscheiden. *Friedenswahlen* sind Wahlen ohne Wahlhandlung, die stattfinden, wenn es insgesamt nicht mehr vorgeschlagene Kandidaten gibt, als Mitglieder zu wählen sind – insbesondere weil eine Gewerkschaft nur eine Vorschlagsliste einreicht.

Abbildung 2: Institutionen und Interessengruppen in der Selbstverwaltung des GKV- Systems

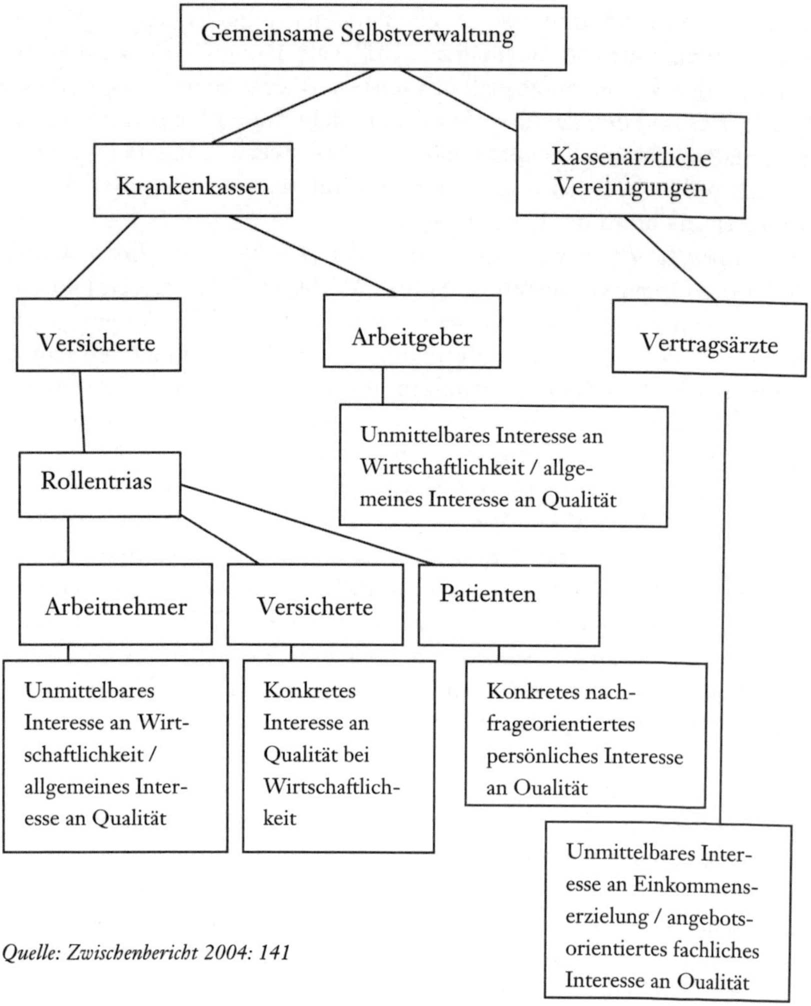

Quelle: Zwischenbericht 2004: 141

Bei *Urwahlen* gibt es mehr Kandidaten als zu vergebene Sitze, so dass es zu einer „echten" Wahl kommt. Bei der letzen Sozialwahl in der gesetzlichen Krankenversicherung 1999 fanden in nur 13 Kassen (sechs Angestellten-Ersatzkassen, eine Allgemeine Ortskrankenkasse und eine Betriebskrankenkasse) Urwahlen statt (Zwischenbericht 2004: 155). Die Wahlbeteiligung an den Urwahlen liegt in etwas in Höhe der Wahlbeteiligung an Kommunalwahlen, wobei die Wahlbeteiligung bei der letzten Sozialwahl 1999 deutlich geringer war, als in den vorangegangenen Wahlen (Tabelle 1).

Tabelle 1: Grunddaten der Sozialwahlen in der GKV 1974 bis 1999

Jahr	Träger	Urwahlen	GKV-Mitglieder (in Mio.)	Wahlberechtigte (in Mio.)	Wähler (in Mio.)	Wahlbeteiligung in %				
						GKV	AOK	EK	BKK	IKK
1974	1.600	36	-	8,9	-	-	34,5	43,9	60,8	k.W.
1980	1.300	41	-	11,0	-	-	36,1	44,5	66,9	k.W.
1986	1.200	28	-	12,3	5,6	45,4	44,6	45,1	60,6	k.W.
1993	1.100	23	50,7	16,9	7,5	44,3	31,6	44,5	50,2	24,6
1999	427	13	50,9	18,6	7,0	37,7	27,8	38,2	33,1	k.W.

k.W. = keine Urwahlen durchgeführt
Quelle: Zwischenbericht 2004: 156

Die *Legitimationsdefizite der Sozialwahlen* zeigen sich – neben der recht langen Wahlperiode von 6 Jahren und der daraus resultierend seltenen Möglichkeit der aktiven Teilnahme an der Wahlentscheidung – insbesondere in der Aushöhlung des Wahlaktes durch die überwiegenden „Friedenswahlen". Indem den Versicherten durch Aufstellung einer Einheitsliste die Wahlmöglichkeit genommen wird, geht das zentrale Merkmal eines jeden Wahlaktes, nämlich die Auswahl zwischen mehreren Kandidaten / Listen verloren. Neben den Legitimationsdefiziten liegen die Probleme der Sozialwahlen in der begrenzten Entscheidungskompetenz der Einzelkassen, der Informationsasymmetrie zwischen haupt- und ehrenamtlichen Mitgliedern der Selbstverwaltung, einer starken Rolle der Gewerkschaften, die es neuen Listen erschwert, Wahlvorschläge zu machen, bzw. die Berechtigung hierzu zu erhalten und der Teilung der Macht in den Selbstverwaltungsgremien zwischen Arbeitnehmern und Arbeitgebern, die immer wieder zu Interessenkonflikten führen kann.

Die Voice-Option zur Vermittlung von Unzufriedenheit ist in Folge der seltenen Urwahlen eine wenig genutzte Möglichkeit der Mitglieder der gesetzlichen Krankenversicherung, Einfluss auf Entscheidungen im Gesundheitswesen zu nehmen. Dies kann zum Teil aber auch auf andere Faktoren zurückgeführt werden. Die Bürokratisierung der Vertretungsorganisationen kann beispielsweise zu einer Entfremdung von den Basisinteressen der Mitglieder und damit zu einer geringen Wahlbeteiligung führen, wie auch das Trittbrettfahrer-Verhalten, bei dem Versicherte inaktiv werden, weil sie sehen, dass andere Mitglieder stellvertretend für sie Interessen wahrnehmen. Als Konsequenz daraus sind verschiedene *institutionelle Reformoptionen* denkbar. Eine Verlagerung der Kompetenzen weg von einer gemeinsamen hin zu einer Kassenselbstverwaltung der Einzelkassen wäre eine Möglichkeit, die den Entscheidungsspielraum der Einzelkassen vergrößern und eine breitere Repräsentation der Versicherten gewährleisten würde. Zugleich würde damit auch die Bedeutung des Exit-Mechanismus gestärkt, da der fehlende Gestaltungsspielraum der Kassen bislang einer der Faktoren war, der die Wirksamkeit des Kassenwechsels begrenzt hat (s.o.). Durch eine erleichterte und breitere Listenbildung wäre eine bessere Repräsentation aller Versicherungsmitglieder möglich, da das Vorschlagsrecht für die Wahlen dann nicht mehr fast ausschließlich bei den Gewerkschaften liegen würde. Die Abschaffung der Friedenswahlen schließlich erscheint als conditio sine qua non soll eine bessere Partizipation der Versicherten ermöglicht und sollen die Legitimationsdefizite der Sozialwahl abgebaut werden.

4 Einflussnahme durch Repräsentation im Gemeinsamen Bundesausschuss

Kollektive Entscheidungen über die Versorgungswirklichkeit in Deutschland werden bisher vor allem von Leistungsanbietern und

Krankenkassen getroffen. Die Interessen von Patienten sind in den Entscheidungsgremien bislang nicht direkt, sondern nur mittelbar über die Selbstverwaltung der Krankenkassen und deren Spitzenverbänden vertreten. Die soll durch die Einbeziehung von Patientenvertretern in den Gemeinsamen Bundesausschuss verbessert werden. Der Gemeinsame Bundesausschuss ist das zentrale Gremium der gemeinsamen Selbstverwaltung. Die bisherigen einzelnen Bundesausschüsse, der Bundesausschuss für Ärzte und Krankenkassen, der Bundesausschuss für Zahnärzte und Krankenkassen, der Krankenhausausschuss sowie der Koordinierungsausschuss sind seit 2004 vom Gemeinsamen Bundesausschuss abgelöst worden.[18] Der G-BA ist für die einheitliche und sektorübergreifende Qualitätssicherung im ambulanten und stationären Bereich verantwortlich und wird in diesem Bereich durch das von ihm gegründete unabhängige Institut für Qualität und Wirtschaftlichkeit im Gesundheitswesen (IQWiG) unterstützt. Eine zentrale Aufgabe des G-BA liegt in seiner Richtlinienkompetenz. Diese gilt für die folgenden Bereiche:

- Ärztliche und zahnärztliche Behandlung
- Maßnahmen der Früherkennung und der Rehabilitation
- Häusliche Krankenpflege
- Verordnung von Arzneimitteln, Verbandmitteln, Heilmitteln und Hilfsmitteln
- Beurteilung von Arbeitsunfähigkeit
- Bedarfsplanung
- Krankenhausbehandlung
- Bewertung von Untersuchungs- und Behandlungsmethoden, d.h. de facto: Bestimmung des Leistungskatalogs.

Innerhalb dieser Bereiche hat der G-BA die Kompetenz der *Einschränkung oder des Ausschlusses von Leistungen* oder Maßnahmen, „wenn nach dem allgemein anerkannten Stand der medizinischen Erkenntnisse der diagnostische oder therapeutische Nutzen, die medizinische Notwen-

[18] Vgl. Greß et al. 2004 zum Bundesausschuss für Ärzte und Krankenkassen sowie Hess 2004 zum gemeinsamen Bundesausschuss.

digkeit oder die Wirtschaftlichkeit nicht nach-gewiesen sind" (§ 92 Abs .1 Satz 1 SGB V). Um verfassungsrechtliche Zweifel an der Legitimation des Gemeinsamen Bundesausschusses auszuräumen, die dessen Vorgängerinstitutionen teilweise behindert haben, hat der Gesetzgeber den neuen Gemeinsamen Bundesausschuss im GMG mit breiten Kompetenzen zur Präzisierung des Leistungskatalogs ausgestattet (Hess 2004). Der G-BA setzt sich aus Vertretern der alten Ausschüsse zusammen, zu denen als Neuerung Vertreter der Patientenverbände hinzukommen (Abbildung 3). Er besteht nunmehr aus neun Vertretern der Kassen und neun Vertretern der Leistungsanbieter, also der Ärzte (vier Vertreter der KBV und einem der KZBV) und der Krankenhäuser (vier Vertreter der DKG). Dazu kommen drei neutrale Vertreter, zu denen auch der Vorsitzende des G-BA gehört. Die Patienten werden ebenfalls durch neun Vertreter repräsentiert, die aber nicht stimmberechtigt sind.

Abbildung 3: Sitzverteilung im Plenum des G-BA

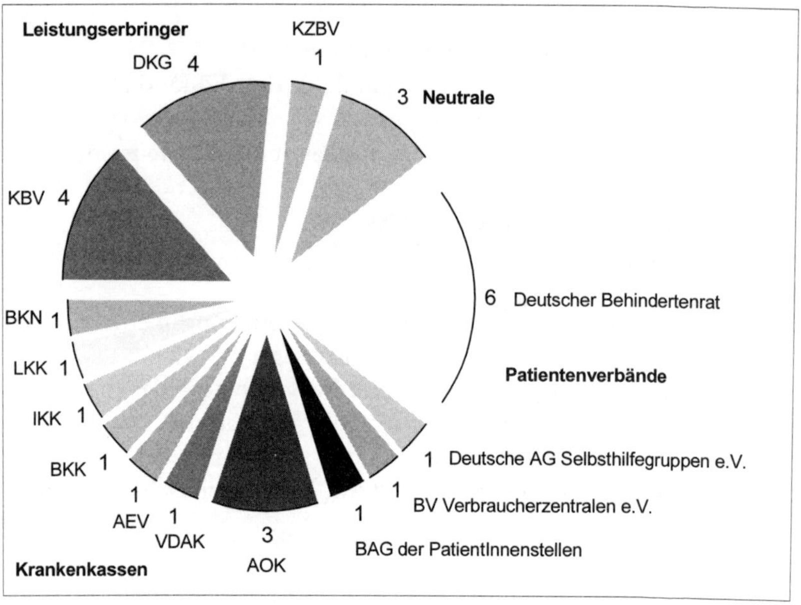

Quelle: Zwischenbericht 2004: 148.

Mit der Patientenbeteiligungsverordnung vom 19.12.2003 wurden die für die Vertretung der Rechte und Interessen von Patienten maßgeblichen Organisationen bestimmt und ihnen das Recht übertragen, eine „*sachkundige Person*" zu benennen, die an Arbeits- und Entscheidungsprozessen im G-BA im Rahmen eines „Mitberatungsrechts" mitwirkt. Dieses Mitberatungsrecht beinhaltet ein Antragsrecht bei Richtlinienbeschlüssen des G-BA jedoch kein Stimmrecht im G-BA oder seinen Unterausschüssen. Es muss aber durch den Ausschuss so gestaltet werden, dass die Vertreter der Patienten auf Augenhöhe mitarbeiten können. Dazu gehören die Weitergabe aller Informationen und die Gewährleistung gleicher Verfahrensrechte (Hess 2004).
Die Vertreter der Patienteninteressen kommen aus vom Gesetzgeber bestimmten Patientenverbänden. Der Deutsche Behindertenrat stellt sechs, die deutsche AG Selbsthilfegruppen, der BV Verbraucherzentralen e.V. und die BAG der PatientInnenstellen je einen Vertreter. Im Gegensatz zu den Vertretern der Kassen und Ärzte sowie den drei neutralen Vertretern werden die Patientenvertreter je nach Thema der Sitzung neu benannt (Zwischenbericht 2004).
Die Aufgaben des Plenums (des G-BA) liegen vor allem in der Organisation und umfassen die Herausgabe von Empfehlungen für evidenzbasierte Patienteninformationen zu Diagnostik und Therapie von Krankheiten mit erheblicher epidemiologischer Bedeutung ebenso wie die Erstellung einer Verfahrensordnung und den Beschluss einer Geschäftsordnung. Entscheidungen über vertragsärztliche Versorgung, vertragspsychotherapeutische Versorgung vertragszahnärztliche Versorgung und stationäre Behandlung sowie Entscheidungen über Disease Management Programme, Öffnung der Krankenhäuser und Empfehlungen zur Weiterentwicklung der Qualitätssicherung werden in Gremien mit sektorbezogener Besetzung getroffen (Hess 2004).
Die Beteiligung von Patientenvertretern an den Entscheidungsprozessen des G-BA birgt einige *Probleme*. So sieht Hess (2004: 7) auf Seiten der Patientenorganisationen „die Gefahr einer rein 'Funktionärs'bezogenen Benennung von Patientenvertretern als 'dritte Bank'". Ein solches Vorgehen erscheint insbesondere aufgrund der Heterogenität der auf Betroffenheit bezogenen Patientenvertretung nicht unproble-

matisch. In der Einforderung von gleichen Organisationsstrukturen und Finanzierungsstrukturen wie sie in den anderen im G-BA vertretenen Organisationen zu finden sind, liegt die Gefahr, dass die Patientenorganisationen ihrer im GMG zugedachte Funktion der Interessenvertretung der von den Richtlinien des Ausschusses betroffenen Patienten nicht mehr ausreichend nachkommen können. Die Benennung sachkundiger Personen für die Mitwirkung im G-BA soll themenbezogen und mindestens zur Hälfte unter Berücksichtigung der Betroffenheit der Benannten erfolgen. Bei Besetzung der Patientenvertreter im G-BA durch Funktionäre ist dies nicht mehr gewährleistet. Andererseits kann es bei einer immer neuen Benennung von Patientenvertretern zu Kompetenz- und Informationsdefiziten kommen. Der Gesetzgeber hat in der Patientenbeteiligungsverordnung die Organisationen bestimmt, die Vertreter in den G-BA entsenden dürfen (s.o.). Es ist jedoch nicht erkennbar, warum gerade diese Organisationen sachkundige Personen benennen können und somit für die Vertretung der Patienteninteressen verantwortlich sein sollen. Deshalb, und aufgrund eines *fehlenden Wahlmechanismus*, mit Hilfe dessen die Patienten ihre Vertreter kontrollieren könnten, fehlt den Patientenvertretern die demokratische Legitimation – was bei einem Instrument, das dem Abbau von Legitimationsdefiziten dienen soll, besonders kritisch zu bewerten ist. Der derzeitige Stand der Patientenbeteiligung an Entscheidungsprozessen des G-BA kann daher letztlich nicht überzeugen und ist eher als Beginn einer Entwicklung, denn als ihr Ende anzusehen: Auf der einen Seite ist die Forderung begründbar, dass die Patientenvertreter dadurch aufgewertet werden sollen, dass ihnen volles Stimmrecht verliehen wird und damit die Mitwirkungsmöglichkeiten der Patienten erhöht werden. Auf der anderen Seite, kann genauso gefordert werden, dass die Rolle dieser demokratisch nicht legitimierten selbst ernannten Patientenvertreter (wieder) weiter eingeschränkt wird, um so die heraufbeschworenen Legitimationsprobleme zu lösen. Die derzeitige Lösung ist dagegen als reiner Kompromiss zu bewerten. Für die Zukunft ist dagegen eine Entwicklung entweder in Richtung mehr oder weniger Bürgerbeteiligung zu erwarten.

5 Fazit

Es gibt eine Vielzahl von Einflussmöglichkeiten der Staatsbürger, Versicherten und Patienten auf allgemeinverbindliche Entscheidungen im Gesundheitswesen: *Staatsbürger* haben über Wahlen die Möglichkeit, mittelbar, über die gewählten Vertreter, Einfluss auf Entscheidungen zu nehmen. Auf diese Form der Einflussnahme ist in diesem Beitrag nicht weiter eingegangen worden. Statt dessen haben sich die vorstehenden Ausführungen auf die Einflussmöglichkeiten von Versicherten und Patienten bezogen.

Versicherte können über den *Kassenwettbewerb* und die darin enthaltenen Möglichkeit des Kassenwechsels ihre Unzufriedenheit über Entscheidungen ihrer Krankenkasse zum Ausdruck bringen. Die Wahl dieser Exit-Option liefert der Kasse jedoch nur Informationen darüber, dass eine andere Kasse vom Versicherten aus einem für sie nicht direkt ersichtlichen Grund als besser angesehen wird. Sie kann deshalb nur allgemein versuchen, ihr Leistungs- und Betreuungsangebot zu verbessern, um Versicherte an sich zu binden. Dieser Mechanismus hat bislang insbesondere an Folgendem gekrankt:

- Der Risikostrukturausgleich funktioniert nur unzureichend, so dass es für die Kassen nach wie vor „schlechte Risiken“ gibt, die zu versichern sich nicht lohnt. Folglich werden die Kassen eine Abwanderung dieser „schlechten Risiken“, das sind insbesondere die Multimorbiden und chronisch Erkrankten, nicht negativ bewerten und keine Anstrengungen unternehmen diese Versicherten durch besondere Versorgungsangebote zu halten. Die Signalwirkung der Exit-Option bleibt damit aus.
- Die einzelne Kasse hat bisher nur geringen Spielraum zur Gestaltung der Versorgungsstrukturen gehabt, da die Verträge mit den Leistungserbringern gemeinsam und einheitlich abzuschließen waren.
- Zwar findet ein Kassenwechsel in erheblichem Ausmaß statt, jedoch nur durch einen Teil der Versicherten, während insbesondere die alten und chronisch erkrankten Versicherten nur in geringem Umfang die Kasse gewechselt haben.

Die erstgenannte Schwäche wird durch die Reform des Risikostrukturausgleichs angegangen, und auch in Bezug auf den zweit-genannten Aspekt hat das GMG zu einer Erweiterung des kassenindividuellen Handlungsspielraums geführt, der allerdings in weiteren Reformschritten noch ausgedehnt werden kann. Insofern haben sich die strukturellen Bedingungen der Exit-Opption verbessert. Allerdings ist noch nicht abzusehen, ob damit auch die Wechselbereitschaft der bisherigen Wechselverweigerer gesteigert werden kann. Dies ist aber die Voraussetzung dafür, dass die Funktionalität des Kassenwettbewerbs gerade für die besonders auf gesundheitliche Versorgung angewiesenen Bevölkerungskreise gesteigert werden kann.

Weiterhin können Versicherte auf der kollektiven Ebene durch Beteiligung an *Sozialwahlen* Einfluss nehmen. Diese finden jedoch nur in wenigen Fällen als wirkliche Urwahl statt, bei der die Wahlberechtigten ihre Vertreter wählen können. Der weit häufigere Fall der Sozialwahlen ist die sogenannte Friedenswahl, bei der es nicht mehr Kandidaten als Plätze im Gremium gibt und es deshalb nicht zum Wahlakt kommt. Damit wird der Wahlgedanke pervertiert. Eine (Re)Aktivierung dieses kollektiven Voice-Mechanismus setzt daher die Abschaffung der „Friedenswahlen" voraus. Daneben wäre auch die Erleichterung von Listenbildung und eine Verkürzung der Wahlperiode förderlich. Schließlich kann aber auch die Einflussnahme über Sozialwahlen nur greifen, wenn die Entscheidungskompetenzen der Kassen erweitert werden. Diese Forderung gilt somit für die Funktionalität des Kassenwettbewerbs und der Sozialwahlen gleichermaßen.

Patienten können über ihre Vertreter im *Gemeinsamen Bundesausschuss* Einfluss auf die Entscheidungen im Gesundheitswesen nehmen. Die Vertreter der Patienten haben dort zwar ein Antragsrecht, werden in den Gremien gehört und sollen dort „auf Augenhöhe" mitarbeiten. Das Stimmrecht, als entscheidendes Instrument der direkten Einflussnahme auf Entscheidungen, fehlt ihnen jedoch. Insofern ist die Mitwirkungsmöglichkeit der Patientenvertreter noch unzureichend. Andererseits sind die Organisationen, die den Patientenwillen vertreten sollen, recht willkürlich vom Gesetzgeber festgesetzt und nicht – etwa durch einen Wahlakt – durch eine Basis legitimiert worden. Es handelt sich

somit nicht um originäre, sondern um durch die Politik ernannte und letztlich nicht legitimierte Patientenvertreter. Da auch aktuell nicht absehbar ist, wie dieses Legitimationsdefizit abgebaut werden soll, stellt sich umgekehrt die Frage, ob der Einschluss dieser „Patientenvertreter“ in der derzeitigen Form nicht sogar schon zu weit geht. Sicherlich ist es noch zu früh, ein diesbezügliches Urteil zu fällen, es ist aber davon auszugehen, dass in dieser Frage mit weiteren Entwicklungen zu rechnen ist, da die im GMG beschlossene Lösung nur als Einstieg in eine direkterer Patientenvertretung angesehen werden kann.
In quasi historischer Betrachtung zeigt sich, dass der Gesetzgeber immer neue Möglichkeiten der Einflussnahme von Bürgern auf Entscheidungen im Gesundheitswesen geschaffen hat. Dabei sind die alten Mechanismen jeweils bestehen geblieben und um neue ergänzt worden. So wurde der Kassenwettbewerb eingeführt, ohne Kassenselbstverwaltung und Sozialwahlen zu ersetzen. Ebenso wurde im GMG die „Patientenbank“ im G-BA eingeführt, ebenfalls ohne einen Zusammenhang mit den bestehenden Mechanismen „Sozialwahlen“ und „Kassenwechsel“ zu thematisieren. Wie die vorstehende Analyse gezeigt hat, weisen aber alle bestehenden Mechanismen zum Teil gravierende Probleme auf. Bei einigen Problemen sind Lösungen schon immanent erkennbar, so z.B. in Bezug auf den Ausbau des Kassenwettbewerbs zur Stärkung der Exit-Option. Bei den Sozialwahlen (Voice-Option) und der Einbeziehung von Patienteninteressen durch Vertreter bestimmter Patientenorganisationen im G-BA liegt das Hauptproblem in Legitimationsdefiziten. Diese wären zum Teil leicht abbaubar – etwa in bezug auf die „Friedenswahlen“. Zu anderen Teilen sind sie weniger leicht lösbar – insbesondere in Bezug auf die Legitimation der „Patientenvertreter“ im G-BA. Allerdings sind in der Gesundheitspolitik derzeit nicht einmal Ansätze zu erkennen, diese Probleme anzugehen. Dies gilt auch für den letzten hier anzusprechenden Punkt. Die aufgeführten Einflussmechanismen stehen nebeneinander, ohne dass etwaige Wechselwirkungen thematisiert werden. Zur Verbesserung der Möglichkeiten der Einflussnahme von Bürgern auf Entscheidungen im Gesundheitswesen ist es aber notwendig, alle Mechanismen gemeinsam auf ihr Zusammenwirken hin zu betrachten. Hierin liegt eine großer

Herausforderung für weitere Versuche, die Einflussmöglichkeiten von Bürgern an kollektiven Entscheidungen im Gesundheitswesen insgesamt zu verbessern.

Literatur

Greß, Stefan / Niebuhr, Dea / Rothgang, Heinz / Wasem, Jürgen (2004): Verfahren und Kriterien zur Konkretisierung des Leistungskatalogs in der Gesetzlichen Krankenversicherung, in: Journal of Public Health – Zeitschrift für Gesundheitswissenschaften, Vol. 12, No 1: 32-42.

Hess, Rainer (2004): Verfahren und Kriterien zur Konkretisierung des Leistungsanspruchs der Versicherten in der GKV – Perspektiven des Gemeinsamen Bundesausschusses, in: Sozialer Fortschritt, Jahrgang 53, Heft 8-9: 235-240

Hirschmann, A. (1970): Exit, voice and loyalty - Responses to decline in firms, organizations and states. Cambridge

Höppner Karin; Buitkamp, Martin; Braun, Bernard; Greß, Stefan; Müller, Rainer; Rothgang, Heinz; Wasem, Jürgen (2004): Kassenwettbewerb: Motive für einen Kassenverbleib, in: Böcken, Jan; Braun, Bernard; Schnee, Melanie: Gesundheitsmonitor 2004 – Die ambulante Versorgung aus Sicht von Bevölkerung und Ärzteschaft. Gütersloh: Verlag Bertelsmann Stiftung: 24-34.

Höppner, Karin; Greß, Stefan; Rothgang, Heinz; Wasem, Jürgen; Braun, Bernard; Buitkamp, Martin (2005): Grenzen und Dysfunktionalitäten des Kassenwettbewerbs in der GKV: Theorie und Empirie der Risikoselektion in Deutschland, ZeS-Arbeitspapier, Bremen: Zentrum für Sozialpolitik, i.E.

Niebuhr, Dea; Rothgang, Heinz; Wasem, Jürgen; Greß, Stefan (2004): Verfahren und Kriterien zur Konkretisierung des Leistungskatalogs in Deutschland, England und der Schweiz, in: Sozialer Fortschritt, Jahrgang 53, Heft 8-9: 196-202

Rothgang, Heinz (2003): Markt und Wettbewerb bei personenbezogenen sozialen Dienstleistungen: Die Finanzierung der Behindertenhilfe vor dem Hintergrund von Wettbewerb in Kranken- und Pflegeversicherung, in: Beiträge zum Recht der sozialen Dienste und Einrichtungen (RsDE), Heft 52: 38-59.

Rothgang, Heinz / Cacace, Mirella / Thompson, Theresa (2005): Harnessing competition, protecting solidarity: A comparison of health insurance markets in the United States, Germany, and Great Britain. Diskussionspapiere des Sonderforschungsbereichs "Staatlichkeit im Wandel". Bremen: Sfb 597, i.E.

Zwischenbericht 2004: Braun, Bernard, Müller, Rainer, Rothgang, Heinz; Greß, Stefan; Wasem, Jürgen; Buitkamp, Martin; Höppner, Karin: Repräsentation von Versicherteninteressen durch Kassenwahl und Kassenwettbewerb. Zwischenbericht an die Hans-Böckler-Stiftung. Bremen: Zentrum für Sozialpolitik.

Wunsch und Wirklichkeit der Rolle von Versicherten- und Patientenwahrnehmungen in der Gesundheitspolitik

Bernard Braun

Zum festen Bestandteil der gesundheitspolitischen und -wissenschaftlichen "Sonntags-Rhetorik" gehört "der Patient im Mittelpunkt". Danach ersetzt das neue Leitbild des allseits informierten mündigen Patienten den alten Paternalismus kontinuierlich und nachhaltig. An die Stelle der Expertendominanz tritt der kooperative "informed consent" und statt des als "Halbgott in Weiß" auftretenden ärztlichen Alleinentscheiders herrsche nun „shared und informed decision making". Betrachtet man sich die Wirklichkeit der Patientenorientierung aus der „Werktags-Perspektive" haben uneingeschränkt positive Entwicklungen oder gar Strukturen Seltenheitswert und schwindet der Glanz mancher Vorzeige-Beispiele. Pointiert formuliert: Der Patient steht zwar immer mehr im Mittelpunkt, aber dort auch vielen Akteuren im Wege.

Wir wollen dies an zwei inhaltlich notwendigen Ausschnitten und Elementen von und für Patientenorientierung darstellen: Den Bemühungen, eine kontinuierliche Informationsbasis über die Erfahrungen, Wahrnehmungen und Erwartungen von Versicherten und Patienten im Bereich der ambulanten gesundheitliche Versorgung sowie der Gesundheitspolitik zu gewinnen.[19]

1. Defizite der patientenorientierten Berichterstattung in Deutschland

Wenn man die Patientenorientierung ernst nimmt, müssen insbesondere die traditionell die Wahrnehmungen und Orientierungen beherrschenden Feststellungen, Bewertungen und Informationen Dritter oder Experten durch die eigenen Wahrnehmungen und Erfahrungen der Versicherten und Patienten ergänzt, angereichert, modifiziert oder vollständig ersetzt werden.

Gemessen an der gesundheitlichen, ökonomischen und sozialen Bedeutung der ambulanten Versorgung[20] ist eine solche Art der Berichterstattung in Deutschland durchweg defizitär. Sie beschäftigt sich weder mit der inhaltlichen Fülle des Geschehens noch erfolgt sie kontinuierlich und meistens auch nicht repräsentativ. Außerdem beruhen die meisten der wenigen Berichtssysteme ausschließlich auf den Wahrnehmungen und Beurteilungen diverser Experten und nutzen für ihre Berichte wie Handlungsempfehlungen nicht oder nur am Rande die möglichen Inputs der Patienten.

Dass es anders gehen kann, zeigen die etablierten versicherten- und patientenbasierten Informationssysteme in Großbritannien

---

[19] Bereiche, in denen sich aktuell weitere Belege für die Geringschätzung oder eingeschränkte Nutzung der Versicherten-/Patientenperspektive finden lassen, sind z.B. der fast strukturelle Ausschluss der meisten GKV-Versicherten von der dieses Jahr stattfindenden (Sozial-)Wahl der formellen Versichertenvertreter in den Selbstverwaltungsorganen oder die Reduktion der Arbeit der so genannten "Patientenbank" im Gemeinsamen Bundesausschuss Ärzte und Krankenkassen auf Mitberatung und ihren Ausschluss aus Entscheidungen. Offensichtlich schwindet die Bereitschaft zur Patientenorientierung mit der Nähe zur Macht rapide.

[20] Seit Jahren geben rund 90 Prozent der Bevölkerung an, mindestens einen Kontakt mit einem ambulanten Versorger pro Jahr gehabt zu haben. 2002 gab es in der Folge 565 Millionen Arztkontakte, die zu einer enormen Anzahl von selbst erbrachten und veranlassten Leistungen (z.B. die meisten Krankenhausaufenthalte und die Arzneimittelverordnungen) führten.

oder den USA.[21] Ein weiteres Beispiel für die Machbarkeit, den Nutzen und die methodischen Entwicklungsmöglichkeiten eines Patientensurveys liegt mit der aktuellen europaweit durchgeführten einmaligen Querschnitts-Studie zur Zukunft von Patienten (Coulter/Magee 2003) vor.

2. Möglichkeiten und Nutzen von bürgerInnenorientierter Berichterstattung im Gesundheitswesen am Beispiel des Bertelsmann Gesundheitsmonitor

2.1 Methodische und inhaltliche Charakteristika

In Deutschland stellt der Bertelsmann Gesundheitsmonitor (GeMo), beginnend im Jahre 2001 und derzeit bis 2007 projektiert, den einzigen Versuch dar, mit einem relativ einheitlichen und in regelmäßigen zeitlichen Abständen gestellten Fragenprogramm, repräsentative Versicherten- und Patienteninformationen zur ambulanten Versorgung und zu gesundheitspolitischen Innovationen zu erheben. Hinzu kommen noch jährliche Befragungen von niedergelassenen Ärzte zu ihrer Wahrnehmung des Behandlungsgeschehens sowie ihren Eigeninteressen (z.B. Weiterbildung). Die wichtigsten methodischen Charakteristika sind in der Abbildung 1 zusammengefasst (vgl. Güther/Schnee/Potthoff 2002).

---

[21] In Großbritannien existiert für die im National Health Service (NHS) krankenversicherte Bevölkerung seit Jahren ein regelmäßig und umfänglich bei Zigtausenden von Versicherten durchgeführtes System allgemeiner und spezieller Surveys über Versicherte und Patienten (als Überblick: http://www.nhssurveys.org/). Auch in den USA gibt es eine Reihe von sehr differenzierten und regelmäßig durchgeführten Versicherten- und Patientensurveys zum allgemeinen Versicherungsschutz, zur Praxis der Inanspruchnahme von gesundheitlicher Versorgung, der Qualität und des Outcomes ambulanter und stationärer Versorgung: Dies reicht von den Qualitäts-Surveys der "Ageny for Healthcare Research and Quality (AHRQ)" bis zu Studien der zahlreichen Stiftungen wie der Kaiser Family Foundation oder des Commonwealth Fund.

	Versichertenbefragung	Ärztebefragung
Grundgesamtheit	Bevölkerung zwischen 18 und 79 Jahren	Niedergelassene Ärzte
Befragungsmethode	Schriftlich/postalisch	Telefonisch
Stichprobenbasis	ACCESS-Panel (ca. 71.000 „befragungsbereite Haushalte"/ 165.000 Pers.)	Adresspool
Stichprobengröße (netto)	2x1500 pro Jahr	500 pro Jahr
Schichtung der Stichprobe	Keine Schichtung	50 Prozent Primärärzte (Allgemeinärzte, hausärztliche Internisten, Kinder- und Frauenärzte) 50 Prozent Fachärzte (alle Facharztgruppen über 1000 Mitglieder außer Anästhesisten)

Abbildung 1: Methodische Charakteristika des Bertelsmann Gesundheitsmonitors

Zwischen Herbst 2001 und Herbst 2004 wurden in sieben Wellen insgesamt 10.582 Versicherte und in vier Wellen insgesamt 2.017 niedergelassene Ärzte befragt. Die Befragungen der Versicherten wurden im späten Frühjahr und Herbst jeden Jahres durchgeführt, die der Ärzte lediglich einmal pro Jahr im Spätherbst. Die Frühjahrserhebung ist in den folgenden Übersichten mit einer 1, der Herbsttermin mit einer 2 gekennzeichnet. Die Erhebungsarbeiten werden von Infratest Gesundheitsforschung durchgeführt. Das Zentrum für Sozialpolitik der Universität Bremen führt Datenanalysen durch und erstellt einen Teil der Berichterstattung.

Die inhaltlichen Befragungs-Schwerpunkte liegen vor allem

- auf der Status-quo-Erhebung der ambulanten Versorgung (z.B. Häufigkeit der Inanspruchnahme, differenzierte Merkmale der Arzt-PatientInteraktion und ihre Bewertung, Informationsbedürfnisse) und des Krankenversicherungsschutzes (z.B. persönliche Gesundheitsausgaben),
- auf der Erhebung von Anforderungen und Erwartungen der Versicherten und Patienten an die ambulante Gesundheitsversorgung und

- auf der Erhebung von Kenntnissen und Bewertungen der Versicherten zu aktuellen, potenziellen oder zukünftigen politischen Reformprojekten zur Versorgung, Finanzierung und Organisation im Gesundheitswesen.

Hinzu kommen eine grobe Abfrage der selbst wahrgenommenen Gesundheit der Versicherten, ihres Gesundheitsverhaltens und ihrer soziodemografischen Merkmale. Ungefähr drei Viertel der Fragen des rund 25 Seiten umfassenden Fragebogens für Versicherte werden identisch in jeder Welle gestellt. Auf dem restlichen Platz werden ein- oder mehrmalig inhaltlich wechselnde Fragen bzw. Fragenblöcke z.B. nach Alternativmedizin, Vertrauen in Eigenschaften und Akteure des Gesundheitswesens oder den Folgen von Gesundheitsreform-Maßnahmen gestellt.

2.2 Beispiele für patientenorientierte Erkenntnisse zur Inanspruchnahme ambulanter Versorgung

Anteil von Befragten, die auf Antworten verzichteten.

Zu den wichtigsten Bedingungen einer wirksamen und effizienten Arzt-Patientbeziehung gehören eine nichtpaternalistische geführte Kommunikation sowie die durchgängig aktive Beteiligung von Patienten bei der Vorbereitung und dem Treffen von Behandlungsentscheidungen. Wie weit dieser Idealtypus des „informed and shared decision making" bereits die Behandlungswirklichkeit in Deutschland prägt, zeigt die Abbildung 2. In ihr ist die von Patienten wahrgenommene Häufigkeit von Erfahrungen mit ausgewählten Komponenten und Indikatoren dieser Art von Arzt-Patientbeziehung im Laufe der letzten drei Jahre zusammengestellt .

Die Befragten sollten jeweils angeben, was beim "letzten Mal" passierte, als "im Rahmen einer Behandlung durch Ihren Hausarzt, eine Entscheidung über das weitere Vorgehen gefällt werden musste". Dass die Fokussierung auf Entscheidungskontakte verstanden wurde, zeigt der in allen Wellen ausgeprägte Anteil von Befragten, die auf Antworten verzichteten.

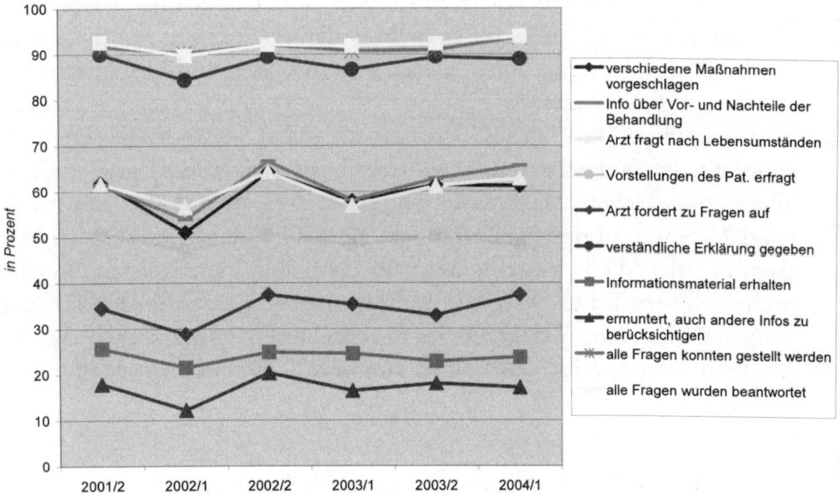

Abbildung 2: "Informed und shared decision making"-Elemente in der ambulanten Versorgung aus Sicht von Patienten - Gesundheitsmonitor Herbst 2001 bis Frühjahr 2004

Betrachtet man sich zuerst die Entwicklung der untersuchten Aspekte der Arzt-Patientbeziehung über die gesamten untersuchten drei Jahre, sind die meisten von ihnen durch eine relative Konstanz oder Stabilität geprägt. Die im Befragungszeitraum (weiter-)geführte Debatte über die Notwendigkeit einer anderen Arzt-Patient-Beziehung hat also wenig Auswirkungen auf das Niveau der Erfahrungen gehabt. Innerhalb der Jahre 2001-2004 gibt es allerdings eine Reihe von Zu- und Abnahmen, die stärker als Zufallsschwankungen sind. So nimmt im Zeitraum 2001 bis 2003 z.B. der Anteil von Ärzten, die nach den Lebensumständen fragen oder den Patienten ermuntern, auch andere Informationen zu berücksichtigen vom Herbst zum Frühjahr ab und steigt zum Herbst wieder an. Seit 2003 verschwinden diese Schwankungseffekte und das im Frühjahr 2003 erreichte Niveau bleibt bis in die Gegenwart prägend.

Im Einzelnen gibt es drei klar unterscheidbare Qualitäten der Erfahrungen mit den hier erfragten Elementen der Arzt-Patient-Beziehung:

1. Um die 90 Prozent der befragten Patienten gaben an, sie hätten alle Fragen stellen können, alle ihre Fragen wären beantwortet worden und ihr Hausarzt habe ihnen verständliche Erklärungen gegeben.
2. Nur noch 50 bis rund zwei Drittel der Befragten wurden von ihrem Arzt gezielt nach ihren Vorstellungen und ihren Lebensumständen befragt, wurden über Vor- und Nachteile der Behandlung informiert und bekamen verschiedene Maßnahmen vorgeschlagen.
3. 15 bis knapp 40 Prozent der Patienten wurden schließlich ermuntert, auch andere Informationen zu nutzen, haben zusätzliches Informationsmaterial ihres Arztes erhalten oder wurden von ihm aufgefordert, Fragen zu stellen.

Alles in Allem kommen also Aktivitäten des Arztes, die den Patienten in Entscheidungssituationen über dessen spontanen gestellten oder auch ausbleibenden Fragen hinaus differenziert informieren und aktiv einbeziehen wollen, nur bei einer rasch kleiner werdenden Patientengruppe vor.
Auch wenn wir nicht die Ärzte der GeMo-Patienten oder die Patienten der GeMo-Ärzte befragten, bekamen beide Gruppen Fragen zu identischen Aspekten der Arzt-Patientbeziehung und Behandlung gestellt. Die Häufigkeiten der Wahrnehmungen und Bewertungen von sechs Merkmalen in der Abbildung 3 deuten auf eindeutige und erhebliche Wahrnehmungsdivergenzen hin. Durchweg sind deutlich mehr Ärzte als Patienten der Ansicht, die Vorstellungen der Patienten einbezogen zu haben oder ihnen Vor- und Nachteile verschiedener Behandlungen erklärt zu haben. Dies ist deshalb praktisch bedeutsam, weil die Unterschiede der Wahrnehmung meist so groß sind, dass bloße Appelle, z.B. mehr zu kommunizieren, bei derartig stark vom Gegenteil überzeugten Betroffenen wahrscheinlich nur sehr wenig verändern. Viele Überlegungen die Arzt-Patientbeziehung zu verbessern und die Patientenrolle zu stärken, konzentrieren sich darauf, die Patienten umfassend und gut entscheidende Grundlage für den "mündigen Gesprächspartner Patient“ zu sein. Schon theoretisch ist daran mehrerlei zu informieren.

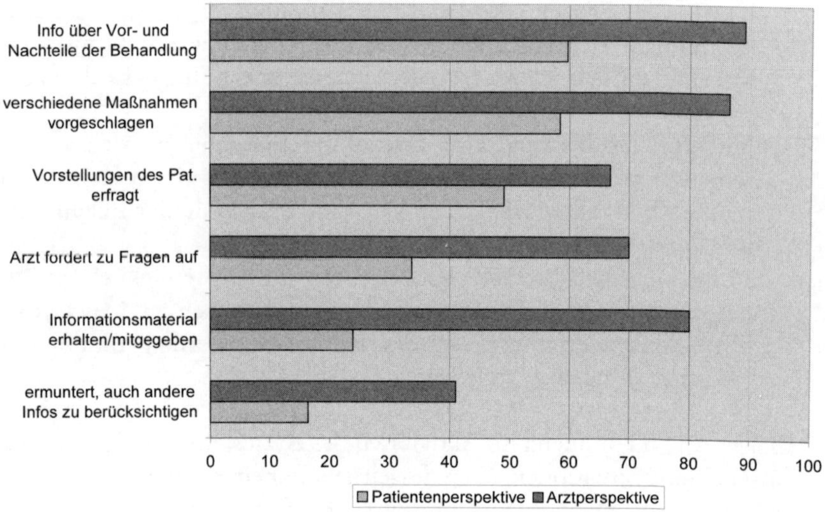

Abbildung 3: Unterschiede der Wahrnehmung ausgewählter Aspekte der Arzt-Patientbeziehung zwischen Ärzten und Patienten - Gesundheitsmonitor 2001-2003 und 2003

Mehr und bessere Informationen scheinen die problematisch: Zum ersten wird damit die Beziehung von Patienten und Ärzten auf kognitive, informationelle, wissensrationale und in diesem Kontext diskursivfähige Aspekte reduziert. Zum zweiten schwingt die Annahme mit, es ginge in dieser Beziehung um mehrheitlich eindeutige und lineare Zusammenhänge. Diese theoretischen Einwände bestätigen sich, wenn man sich z.B. die praktische Relevanz und die tatsächliche Nutzung von Informationen durch Patienten etwas genauer ansieht. Selbst unter den Patienten, die einen Fachhochschulabschluss oder das Abitur als höchsten Bildungsabschluss haben, gaben im GeMo 2003 weniger als die Hälfte an, vor einem Arztbesuch Informationen gesammelt zu haben. Über 35 Prozent verneinten dies sogar ausdrücklich. Unter den Befragten mit Hauptschulabschluss waren es gerade mal 30 Prozent, die aktiv Informationen suchten, aber über 45 Prozent, die dies ausdrücklich nicht taten. Hier deutet sich ein soziales Dilemma an: Die Gruppe mit dem oftmals höchsten Risiko zu erkranken und dem höchsten Informationsbedarf, verfügt über die geringsten Ressourcen (u.a. der Bildung), um sich eine größere Transparenz über ihre gesundheitliche und Behandlungslage zu verschaffen. Auf die praktischen Schwierigkeiten, stimmiges und handlungsbefähigendes Wissen in seiner ganzen Komplexität an Patienten wie Ärzte zu vermitteln, sei hier nur hingewiesen. Wie eine umfangreiche Review-Studie aus Großbritannien über das Problem des "Getting evidence into practice" (NHS 1999) im Detail zeigt, sind praktisch alle eindimensionalen oder -modalen Strategien untauglich und für wirksame Vermittlungsstrategien durchweg vielseitige Methoden erforderlich. Zu den sozialen Schwierigkeiten einer besseren Information von Patienten kommen noch reale Abweichungen vom Idealbild des informierten Patienten. Anders als erwartet oder erwünscht, führt nämlich Information keineswegs automatisch und direkt zu aufgeklärtem Handeln. Über 20 Prozent der Patienten mit Hauptschulabschluss und rund 18 Prozent derjenigen mit Abitur und Fachhochschulabschluss, die sich vor einem Arztbesuch Informationen besorgt hatten, kommunizierten oder nutzten diese nämlich nicht. Über die Gründe wissen wir zwar konkret nichts, aber um die Informations- und Kommunikationssituation zwischen Ärzten und Patienten zu verbessern bedarf es offensichtlich nicht nur eines "Mehr an guten Informationen".

Noch etwas mehr über die komplexe soziale Wirklichkeit der Arzt-Patientbeziehung und die damit verbundenen Schwierigkeiten für einfache Problemlösungen erfährt man in der Abbildung 4 durch ein zweites Ergebnis der Versichertenbefragung des GeMo. Dabei geht um die Existenz von Dissens über die Art der Behandlung zwischen Arzt und Patient und dessen praktische Folgen. Zunächst einmal führte ein seit 2001 fast stetig abnehmender Anteil der Befragten beim letzten Kontakt mit der Praxis ihres Hausarztes ein persönliches Gespräch mit diesem: Im Herbst 2004 waren es noch knapp 85 Prozent aller Befragten mit "Hausarztpraxis-Kontakt". Ein von 2001 bis 2004 um rd. 7 Prozentpunkte auf 18 Prozent sinkender Anteil der Patienten lehnte einen Behandlungsvorschlag ihres Arztes ab und sagten ihm dies auch. Ein nahezu unveränderter Anteil der Befragten von knapp unter 20 Prozent lehnte einen Behandlungsvorschlag ebenfalls ab, ohne dies aber ihrem Arzt zu sagen. Bei durchweg 30 Prozent der Patienten hat ein solcher Dissens dann auch bereits einmal zu einem Hausarztwechsel geführt. Dieser hohe Anteil von Hausarzt-Wechslern ist nicht nur ein Kratzer auf dem "Sonntags"-Bild des Hausarztes, sondern wirft sehr praktische Fragen auf. So muss etwa für die erwarteten positiven Effekte einer beim Hausarzt zentralisierten Behandlungsdokumentation wahrscheinlich mehr getan werden als dies ohne die Kenntnis der Häufigkeit des Hausarzt-Wechsels und der damit verbundenen Probleme bei der Weitergabe von Information oder Dokumenten als notwendig erschien. Fasst man die Patienten mit einem gegenüber dem Arzt erklärten oder unerklärten Behandlungsdissens zusammen, handelt es sich immerhin um ca. 35 bis 45 Prozent der Patienten. Inwieweit dadurch ihr Verhalten verändert wurde, also z.B. die Behandlungs-Compliance beeinträchtigt wurde oder sonstige unerwünschte Wirkungen eintraten wissen wir nicht, Probleme liegen aber nahe.

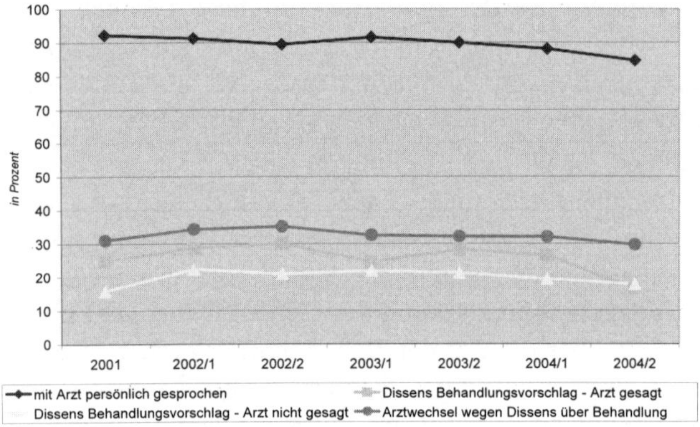

Abbildung 4: Häufigkeit eines Gesprächskontakts Hausarzt-Patient, erklärten oder unerklärten Dissens mit Behandlungsvorschlägen und Arztwechsel – Gesundheitsmonitor Herbst 2001 bis Herbst 2004

2.3 Beispiele für patientenorientierte Erkenntnisse für die Gesundheitspolitik

Aus der Fülle der wichtigen und interessanten Informationen, die man von Versicherten und Patienten über die Bedingungen sowie die Effekte von Gesundheitspolitik in Erfahrung bringen kann, haben wir vier ausgewählt:

1. Erkenntnisse über das Vertrauen in Akteure, Einrichtungen und Eigenschaften des deutschen Gesundheitswesens,

2. Erkenntnisse über Befürchtungen zur Zukunft wichtiger Elemente der gesundheitlichen Versorgung,
3. Vorstellungen der Versicherten zur künftigen Finanzierungsform des Gesundheitswesens und
4. Informationen über die Bekanntheit und Nutzung ausgewählter gesundheitspolitischer Innovationen.

Zu einer der unterschätzten materiellen Bedingungen der Stabilität wie der Entwicklungsfähigkeit eines sozialen Systems wie des Gesundheitswesens gehört die immaterielle Ressource des Vertrauens. Sie ist eine wichtige Voraussetzung für die Wirksamkeit und damit auch Effizienz weiter Teile der gesundheitlichen Versorgung, weil häufig ohne die Vertrauenswürdigkeit z.B. der Handlungen des Arztes und die vertrauensvolle Offenheit des Patienten über sein Gesundheitsverhalten gar keine oder keine erfolgreiche Behandlung zustandekommt. Fehlen Vertrauenswürdigkeit und Vertrauen oder sind unterentwickelt, müssen behandlungsrelevante Informationen und individuelle Verhaltensweisen auf anderen, meist bürokratischen Wegen und mittels anderer, meist materieller Anreize gewonnen und organisiert werden. Selbst wenn also das Ergebnis gleich gut ist, erfordert es einen wesentlich höheren Zeit- und Geldaufwand.

Auf diesem Hintergrund zeigen die in Abbildung 5 zusammengefassten Erkenntnisse zur Existenz und zum Niveau von Vertrauen im deutschen Gesundheitswesens u.a. folgende Problempunkte:

- Über vier Fünftel der Befragten haben vollkommenes oder starkes Vertrauen in die ärztlichen Versorgungspersonen,
- weit weniger BürgerInnen vertrauen dann schon den Versorgungsinstitutionen, was bei den Pflegeheimen einen absoluten Tiefpunkt erreicht,
- nur die Hälfte der BürgerInnen oder sogar noch weniger von ihnen nutzen die hier ausgewählten wie eine Reihe weiterer Versorgungstätigkeiten vertrauensvoll, obwohl es sich meistens um Aktivitäten von jenen Ärzten handelt, denen als "ganzer Person" im gleichen Augenblick wesentlich mehr Befragte uneingeschränkt vertrauen.

Ob und wie diese Vertrauensverhältnisse verändert werden müssen und können, und z.B. an die in vergleichbaren europäischen Gesellschaften deutlich besseren Werte (vgl. Braun et al. 2003) angeglichen werden, sollte angesichts der materiellen Effekte von Vertrauen und Nichtvertrauen überlegt werden. Die dafür notwendigen "vertrauensbildenden Maßnahmen" dürften allerdings komplexer Natur sein und sich zwischen dem Abbau rigider Verrechtlichung, der Verbesserung von Transparenz, dem Abbau der "deutschen Angst" und der Erosion rein formaler Autoritätsgläubigkeit bewegen.

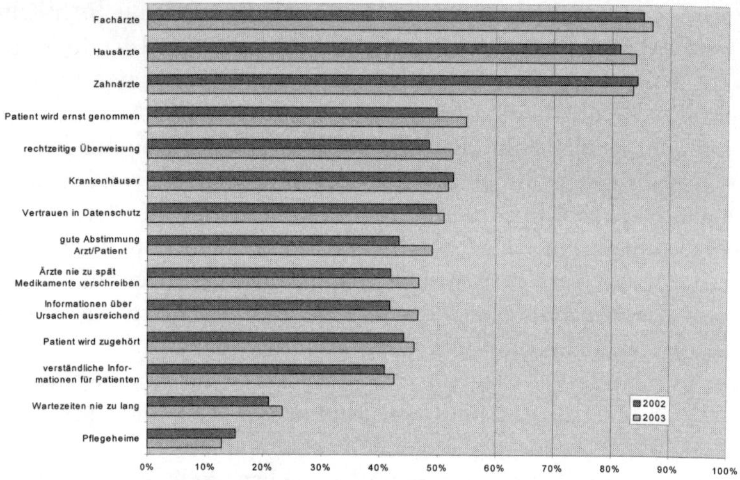

Abbildung 5: Vertrauen in ausgewählte Akteure, Einrichtungen und Eigenschaften des deutschen Gesundheitssystems 2002 und 2003

Die leichten Verbesserungen der Vertrauensniveaus oder Potenziale von 2002 auf 2003 zeigen, dass es mit Sicherheit keine Art von natürlichen Vertrauenswerte gibt, die nicht verändert werden können. Ob sich dahinter aber eine wirklich nachhaltige Veränderung verbirgt, können erst weitere Befragungen zeigen.

Wenn es um die ausreichende medizinische Versorgung im Alter, den Erhalt wichtiger Leistungen als Kassenleistung oder die Zunahme von Wartezeiten geht, befürchtet eine deutliche Mehrheit zwischen knapp 60 und über 80 Prozent der Befragten Verschlechterungen. Nur bei zwei der fünf vorgegebenen Versorgungserwartungen, der Entwicklung von Behandlungsfehlern und des Schutzes von Gesundheits- und Behandlungsdaten, liegt der Anteil der Pessimisten (fast) durchweg unter 50 Prozent.

Bis zum Herbst 2002 und ins Frühjahr 2004 stieg der Anteil der Befragten mit pessimistischen Erwartungen insgesamt an. Mit Ausnahme der befürchteten Zunahme von Behandlungsfehlern, sank der Anteil der Befragten mit Befürchtungen in allen anderen Bereichen bis zum Herbst 2004 bis zu 10 Prozentpunkten.

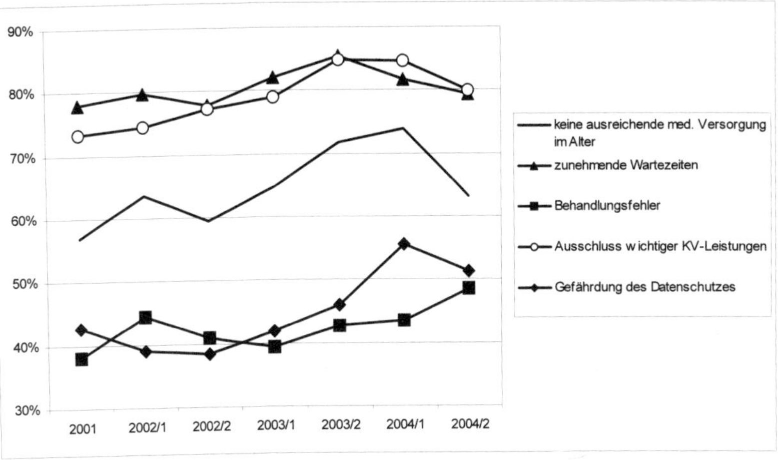

Abbildung 6: Veränderungen von Befürchtungen für die Zukunft ausgewählter Bedingungen der gesundheitlichen Versorgung - Gesundheitsmonitor Herbst 2001 bis Herbst 2004

Drei dieser Trends verdienen aber jenseits kleinerer gradueller Schwankungen besondere Aufmerksamkeit:

- Der hohe Anteil von Versicherten, die trotz eines in Deutschland immer noch weitgehend barrierefreien Zugangs zur gesundheitlichen Versorgung künftig zunehmende Wartezeiten befürchtet, weist zum einen auf die mögliche Existenz eines Mechanismus hin, der gerade dort, wo es aktuell relativ günstig aussieht, die Möglichkeit eines künftigen Verlustes am ausgeprägtesten sieht. Zum anderen weist dies aber auch auf die erheblichen Folgen von

Änderungen des barrierefreien Zugangs zur gesundheitlichen Versorgung hin.

- Die Furcht vor einer nicht mehr ausreichenden Versorgung im Alter weist auf erhebliche Legitimationsrisiken bei weiterer Preisgabe eines Kernversprechens der GKV hin. Wenn sich die Versicherten nicht mehr sicher sind, dann eine ausreichende Leistung zu erhalten, wenn sie wahrscheinlich ihr höchstes Erkrankungsrisiko und ihren dringlichsten Versorgungsbedarf haben, werden sie die kollektive Versicherung bei erstbester Gelegenheit verlassen und/oder zumindest politische Initiativen mittragen, das gegenwärtige System umzubauen.
- Auch die sich in jüngster Zeit rasch verbreitenden Befürchtungen, persönliche Behandlungsdaten seien nicht mehr sicher, besitzen praktische Sprengkraft. Da der Behandlungserfolg auch von der Bereitschaft des Patienten abhängt, vertrauensvoll selbst intimste Details seines Lebens uneingeschränkt zu offenbaren, beeinträchtigen die genannten Befürchtungen auch die Wirksamkeit und Wirtschaftlichkeit der Behandlung. Ihr Ausmaß sollte auch bei der Debatte um die künftige Krankenversicherungskarte und die Dokumentation, Speicherung und Weitergabe von Krankheits- und Behandlungsdaten z.B. im Rahmen von Disease-Management-Programmen bedacht werden. Diese Debatten nur über technische Details zu führen, greift viel zu kurz.

Die verbal immer heftiger geführte Debatte um zukünftige Veränderungen der Finanzierungsform des deutschen Gesundheitssystem und die Absicht, sie zu einem Hauptthema des Bundestagswahlkampfs 2006 zu machen, macht die Präferenzen der Bevölkerung bei Finanzierungsfragen interessant. Die Abbildung 7 zeigt die Bewertungen der drei Grundmodelle zwischen 2001 und 2004.

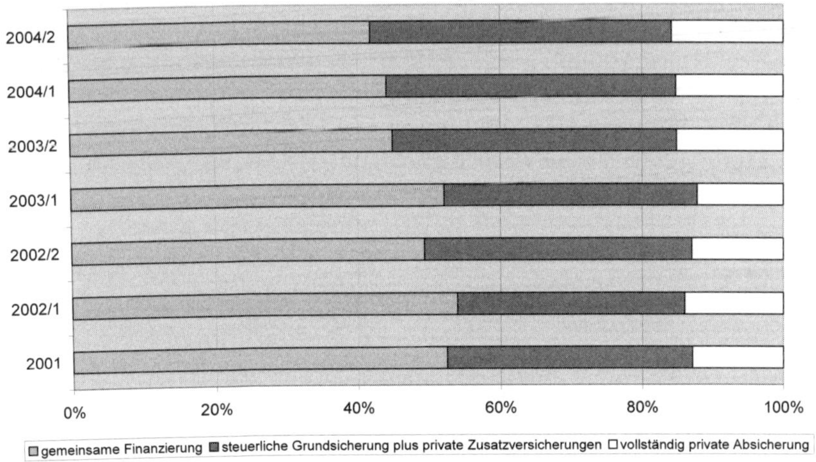

Abbildung 7: Präferenzen der Finanzierung der Gesundheitsversorgung - Gesundheitsmonitor Herbst 2001 bis Herbst 2004

Ein nahezu stabiler Anteil von 15 bis 18 Prozent der Bevölkerung präferierte eine vollständig private Absicherung. Bewegter geht es zwischen den beiden restlichen Modellen zu: Hier sank der Bevölkerungsanteil, der mit der "gemeinsamen Finanzierung" letztlich das existierende Finanzierungssystem bevorzugte, von deutlich über auf deutlich unter 50 Prozent. Dies führte fast vollständig zur Zunahme des Anteils, der eine Mischform von steuerlicher Grundsicherung und privaten Zusatzversicherungen präferierte.

Je mehr es in immer kürzeren Abständen gesundheitspolitische Umgestaltungen der gesundheitlichen Versorgung gibt, desto wichtiger ist eine differenzierte Evaluation dieses Geschehens. Dazu gehört es, die Bedarfsgerechtigkeit der Maßnahmen zu ermitteln, die gewünschten und unerwünschte Auswirkungen bei den Zielzuständen und –Personen zu erfahren und heraus zu bekommen, ob die Veränderung bei den potenziellen Nutzern überhaupt „ankommt". Diese Frage ist angesichts der seit 1977 herrschenden raschen Abfolge von Gesundheitsreformgesetzen als Korrektur unzulänglicher Erfolge der vorhergehenden Reform von enormer praktischer Bedeutung. Vielleicht wird z.B. die Geschwindigkeit, mit der sich das Wissen über neue Versorgungsmöglichkeiten verbreitet und damit die Möglichkeit ihrer Nutzung überschätzt. Hinzu kommt, wie bereits weiter oben erwähnt, dass Wissen über Leistungen keineswegs automatisch ihre Inanspruchnahme nach sich zieht. Für einen Teil der Innovationen des GMG fragten wir daher im Herbst 2004 genau nach dem Stand der Wissensverbreitung und der tatsächlichen und beabsichtigten Nutzung.

	DMP	*Bonus-regelungen*	*Kosten-erstattung*	*Selbst-behalt*	*Beitragsrück-erstattung*
davon gehört	22,4	63,1	26,7	26,1	39,3
aktuelle Nutzung	2,5	13,2	5	3,8	8,3
künftige Nutzung ("sehr wahrscheinlich")	2	10,9	5,7	3,5	8,1
künftige Nutzung ("wahrscheinlich")	5,5	21,9	12,9	7,1	15,7

Abbildung 8: Bekanntheit, aktuelle oder geplante Nutzung gesundheitspolitischer Innovationen – Gesundheitsmonitor 2004

Gut ein Dreivierteljahr oder im Falle der DMP sogar nach längerer Zeit nach Einführung hat nur zwischen einem Viertel bis zwei Dritteln der Bevölkerung zumindest schon einmal von den erfragten Veränderungen bei der Finanzierung und der Versorgung gehört. Von diesen Personen nutzt dann nochmals nur ein kleiner Teil, nämlich zwischen 10 und Prozent, die Möglichkeiten der Beitragsreduktion oder ein Versorgungsprogramm für chronisch Kranke. Selbst wenn man die Versicherten addiert, die diese Möglichkeiten wahrscheinlich zukünftig nutzen wollen, gibt es noch große Differenzen zwischen Möglichkeit und Wissen auf der einen und Nutzung auf der anderen Seite. Trotz des in dieser Befragung betriebenen Aufwands den Fragengegenstand zu erklären, wird es auch hier Befragte gegeben haben, die schlicht und einfach nicht verstehen, wonach gefragt wird. Selbst Experten dürfte es auf Anhieb schwer fallen, beispielsweise alle Besonderheiten und das Pro wie Contra der deutschen DMP im Kontext des Risikostrukturausgleichs überhaupt darzustellen und dann zu bewerten. Um messen zu können ob sie erfolgreich ist, muss Gesundheitspolitik also eine enorm zeitraubende Fülle von Wissens- und Verständnisdefiziten und Nutzungsbarrieren beachten, die erwartete Erfolge verzögern oder minimieren. Weitere Analysen zeigen außerdem noch deutliche soziale Ungleichheiten beim Wissen über und der Nutzung von DMP-Angeboten.

3 Schlussüberlegungen

Die hier ausgewählten Ergebnisse einer inhaltlich breit angelegten, mehrjährig und repräsentativ durchgeführten Befragung von BürgerInnen über ihre Erwartungen, Einstellungen und Erfahrungen mit dem deutschen Gesundheitswesen bestätigen auf repräsentativer Grundlage Erwartetes, beleuchten detailliert Bekanntes, beseitigen manche bisherige Ungewissheit und fördern Unbekanntes zu Tage. Insofern besitzt sie einen vielfältigen Nutzen und stellt eine zuverlässige Grundlage für das gesundheitspolitische Nachdenken und Gestalten dar. Daneben sollen zwei allgemeinere Erkenntnisse abschließend hervorgehoben werden: Eine Reihe von Problemen sind nicht mit Einfach-Lösungen, Patentrezepten oder durch die Förderung einer einzelnen Ressource wie etwa der Information zu bewältigen. Nur eine Kombination von Ressourcen, Interventionsebenen und -medien sowie Akteuren hilft hier weiter. Eine für die Performanz des Gesundheitswesens und der Gesundheitspolitik wahrscheinlich kräftig unterschätzte Ressource ist die Zeit. Zeit, die benötigt wird, damit sich das häufig extrem spezielle Wissen über gesundheitspolitische Innovationen und Lösungen bei den unterschiedlichsten, sich dazu noch im Status oder ihrer Qualifikation erheblich unterscheidenden Akteuren verbreitet, dann im Wettstreit mit zahllosen anderen Themen des Lebens ein Verständnis für ein gesundheitliches Versorgungs- oder Verhaltensproblem entsteht und am Ende dann vielleicht Handlungen oder Verhalten auslöst. Mehr über die Zwischenstände solcher Prozesse z.B. bei den Versicherten und Patienten zu erfahren, ist ein zentraler Nutzen einer kontinuierlichen Berichterstattung im Gesundheitswesen.

Literatur:

Braun, B.; Calnan, M.; Groenewegen, P.; van der Schee, E.; Schnee, M. (2003): Zeitlicher und internationaler Vergleich des Vertrauens in Akteure, Institutionen und Eigenschaften des Gesundheitswesens. In: Böcken, J.; Braun, B.; Schnee, M. (Hrsg.) (2003): Gesundheitsmonitor 2003, Gütersloh, 136-158.

Coulter, A.; Magee, H. (Hg.) (2003): The European Patient of the Future. Oxford, Open University Press.

Güther, B.; Schnee, M.; Potthoff, P. (2002): Zur Methode des Gesundheitsmonitors. In: Böcken, J.; Braun, B.; Schnee, M. (Hrsg.) (2002): Gesundheitsmonitor 2002, Gütersloh, 188-199.

NHS-Centre for Reviews and Dissemination (Hg.) (1999): Getting evidence into practice. In: Effective Health Care. Volume 5, number 1. (http://www.york.ac.uk/inst/crd/ehc51.pdf).

Autorinnen und Autoren

Wilfried Bolles
Diplom Volkswirt, Diplom Kaufmann
Senatsrat a.D., ehemaliger Abteilungsleiter für das Krankenhauswesen beim Senator für Arbeit, Frauen und Gesundheit, Jugend und Soziales der Freien und Hansestadt Bremen

Dr. Bernard Braun
Diplom Soziologe, Zentrum für Sozialpolitik, Universität Bremen

Dr. Ulrike de Vries,
Diplom Psychologin, Zentrums für Klinische Psychologie und Rehabilitation, Universität Bremen

PD Dr. rer. biol. Marie-Luise Dierks
Gesundheitswissenschaftlerin, Medizinische Hochschule Hannover

Prof. Dr. rer. nat Gerd Glaeske
Pharmazeut, Hochschullehrer, Zentrum für Sozialpolitik, Universität Bremen

Swentje Hartmann
Bürgermeisterin, Stadt Delmenhorst

PD Dr. rer.pol. Uwe Helmert
Sozialepidemiologe, Zentrum für Sozialpolitik, Universität Bremen

Hildegard Jansen-Bitter
Diplom Sozialpädagogin, Zentrum für Sozialpolitik, Universität Bremen

Prof. Dr. Antonius Kerkhoff
Hochschullehrer, Universität Twente Niederlande

Christoph Kranich
Diplom Pädagoge, Verbraucherzentrale Hamburg

Ulla Krause
Studentin, Politikwissenschaften, Universität Bremen

Dr. rer. soc. Ellen Kuhlmann
Diplom Soziologin, Zentrum für Sozialpolitik, Universität Bremen

Julia Lademann
Diplom Biologin, Zentrum Public Health, Universität Bremen

Prof. Dr. Franz Petermann
Lehrstuhl für Klinische Psychologie, Leiter des Zentrums für Klinische Psychologie und Rehabilitation, Universität Bremen

Prof. Dr. Heinz Rothgang
Diplom Volkswirt, Fachhochschule Fulda

Prof. Dr. med. Norbert Schmacke
Mediziner, Hochschullehrer, Arbeits- und Koordinationsstelle Gesundheitsversorgungsforschung, Universität Bremen

Dr. Helge Schumann
Mediziner, Leiter Fachdienst Gesundheit, Stadt Delmenhorst

Dr. Nicole Torka
Hochschullehrerin, Universität Twente Niederlande